Gottfried Hertzka / Wighard Strehlow

Die Edelsteinmedizin
der heiligen Hildegard

Gottfried Hertzka / Wighard Strehlow

Die Edelsteinmedizin
der heiligen Hildegard

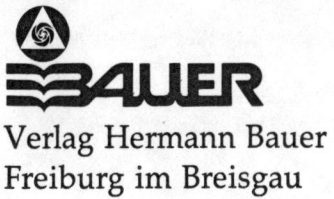

Verlag Hermann Bauer
Freiburg im Breisgau

CIP-Kurztitelaufnahme der Deutschen Bibliothek

Hertzka, Gottfried:
Die Edelsteinmedizin der heiligen Hildegard/
Gottfried Hertzka; Wighard Strehlow. –
3. Aufl. – Freiburg im Breisgau: Bauer, 1987
    ISBN 3-7626-0294-8

NE: Strehlow, Wighard:

Mit 24 farbigen Abbildungen.
Fotos von Wolfgang Gollwitzer.

3. Auflage 1987
18.–27. Tsd.
ISBN 3-7626-0294-8
© 1985 by Verlag Hermann Bauer KG, Freiburg im Breisgau.
Alle Rechte vorbehalten.
Satz: Zobrist & Hof AG, Liestal/Schweiz.
Gesamtherstellung: Carl Ueberreuter Druckerei Ges. m. b. H.
Korneuburg
Printed in Austria

Inhalt

Anhang

Vorwort

Schon seit langem wünschen und erwarten die Freunde der Hildegardmedizin eine auf die Praxis zugeschnittene Ausgabe des Steinbuches. Zusammen mit meinem Praxisnachfolger Dr. Wighard Strehlow, Konstanz, wurde eine vor Jahren von mir verfaßte Werkübersetzung völlig neu bearbeitet. Neben den neu hinzugewonnenen Erfahrungen wurden eine Reihe von Anmerkungen in den fortlaufenden Text eingebaut und das Bild der besprochenen Edelsteine durch allgemeine Hinweise auf ihre Kulturgeschichte abgerundet.

Durch die inzwischen erschienene großartige deutsche Ausgabe der Naturheilmittel Hildegards (Basler Hildegard-Gesellschaft, 1982/1984) wurde es erstmals möglich, alle vier bekannten Handschriften zum Vergleich heranzuziehen und den originalen Hildegardtext zu rekonstruieren. Dabei fanden wir unsere Vermutung bestätigt, daß einige von Anfang an als zweifelhaft angesehene Stellen spätere Einschübe waren. Die »echte Hildegard« ist frei von mittelalterlichen Fantasien. Was für ihre anderen Medizinbücher gilt, trifft auch hier zu: Was bei anderen Autoren steht, findet sich nicht bei Hildegard; was sich bei Hildegard findet, steht in dieser Form nie in anderen Steinbüchern ihrer Zeit.

Aber auch die Nachwelt hat von der Edelsteinmedizin Hildegards keine Notiz genommen. Nicht einmal Albert der Große, der als Polyhistor und Naturforscher alles erreichbare Wissen über die Edelsteine zusammengetragen hat, kennt Hildegard von Bingen. Ihre Medizinbücher waren praktisch achthundert Jahre verschollen: Hat doch Hildegard selbst ihre Medizin nie angewandt. Die guten Erfahrungen, die wir mit den anderen Hildegardmedikamenten machen konnten, haben uns ermutigt, auch die Edelsteinmedizin in die praktische Erprobung einzubeziehen. Wir konnten dabei erstaunliche Erkenntnisse gewinnen (»Schrittmacher« Jaspis, »Schilddrüsenstein« Bergkristall).

Die Edelsteinmedizin hat ihre eigenen Gesetze und Indikationen, wie der Leser bei den einzelnen Steinen feststellen wird. Wie bei allen Hildegardmitteln führt nur peinlich genaues Befolgen der Vorschriften zum Erfolg. Das liegt im Wesen ihres visionären Ursprungs, wie ausführlich in einem eigenen Buch dargelegt wurde. (*Das Wunder der Hildegardmedizin*. Christiana Verlag, Stein am Rhein).

Wer die Edelsteinmedizin mit der rechten Gesinnung und Aufgeschlossenheit, ohne Scheuklappen irgendwelcher Art gelesen hat, bekommt ein neues Wissen um große Zusammenhänge zwischen Mensch und Natur. Wer sonst für sein Leiden noch keine Hilfe gefunden hat, soll Hildegards Edelsteinbuch danach durchforschen. Gerade den Ungeheilten zuliebe haben wir das Edelsteinbuch übersetzt und erläutert.

Konstanz, 15. April 1985   *Gottfried Hertzka*
                                 Wighard Strehlow

Einführung

Das große Heilmittelbuch der heiligen Hildegard, die *Physika*, beschreibt die Heilkräfte aller Naturdinge in der Reihenfolge der sechs Ur-Schöpfungstage. »Secundum creationem« folgen auf die Pflanzen und Bäume des dritten Schöpfungstages die Edelsteine als Licht-Geschöpfe des vierten Schöpfungstages. Viele von ihnen verkörpern einen kosmischen Moment im Zeitablauf, eine Tagesstunde (Sonne), einen Sonnenhalo, eine Mondfinsternis. Allerdings werden nur sehr wenige von uns mit diesen Angaben etwas anfangen können. Deshalb stellen wir solche von Hildegard an den Anfang ihrer Beschreibung gesetzten Ausführungen zumeist an den Schluß unserer Edelsteintexte. Das gleiche gilt auch für die in mystische Worte gekleidete Entstehungsgeschichte der einzelnen Steine. Wir haben uns bemüht, soweit möglich, darin Hinweise auf moderne Forschungsergebnisse zu erkennen.

Im übrigen aber bietet die Edelstein-Medizin sehr rationale, handfeste Anweisungen für die therapeutische Praxis. Im Register findet man neben den Hildegard-Diagnosen die von uns gefundenen modernen Indikationen für eine Edelstein-Anwendung. Der Lithophile, der Edelstein-Liebhaber, greift schon deshalb zu solchen Mitteln, weil sie feinstofflicher wirken als Medikamente aus Pflanzen und Tieren. Vom Arzt erwartet man heute kaum derartige Heilmethoden. Die Homöopathie kennt jedoch die noch in millionenfacher Verdünnung wirkenden Heilstoffe. Im Vergleich zur hildegardischen Edelstein-Medizin ist das aber immer noch zu grobstofflich gedacht. Wir wissen, daß die Alten mit Musik zu heilen versuchten. Dabei spielt überhaupt kein »Stoff« mehr eine Rolle, sondern Wellen und Strahlen. Ähnliche Aktivierungen müssen wir uns bei vielen Edelsteinwirkungen nach Hildegard vorstellen. Wenn zum Beispiel der Atemhauch eines Menschen dem Saphir bestimmte Heilkräfte entlockt, so läßt sich das nicht mehr stofflich erklären. Eher noch können wir uns die rhythmisierende Wirkung des Jaspis auf die Herzströme (EKG) als Einwirkung auf das Hautstrombild vorstellen. All das ist dennoch Medizin, rationale Medizin und nicht Magie. Mit Hilfe von Edelsteinen können wir sogar kraft des gesprochenen Wortes (Topas) den Krankheiten und Leiden verschiedenster Art zu Leibe rücken.

Dabei kennt Hildegard keine Edelstein-Segnungen. Von der mittelalterlichen Weihe der auf den Altar gelegten Steine ist nie die Rede. Solches brauchen diese nicht, denn alle Edelsteine sind ihrer Natur nach dem Bösen feind, wie Hildegard in der Einleitung zum Edelstein-Buch schreibt. Es ist müßig, der heiligen Hildegard eine Vorliebe für Edelsteine anzudichten. Sie hatte für keine Heilweise und kein bestimmtes Heilmittel eine Vorliebe. So wie ihr die Geheimnisse der Natur von der Weisheit gewiesen wurden, genauso hat sie diese ganz einfältig niedergeschrieben.

Von der alten und auch zeitgenössischen Edelstein-Therapie des Mittelalters unterscheidet sich Hildegard grundsätzlich dadurch, daß sie so gut wie nie gepulverte Edelsteine einnehmen läßt. Einzige Ausnahme: Beryll-Pulver als Gegengift. Jene mittelalterlichen Mixturen (»Electuarium ex gemmis«) mit Pulver aus zwanzig verschiedenen Edelsteinen sind der Hildegard-Medizin völlig fremd. Die Edelsteine werden immer als Ganzes verwendet.

Im gesunden Denken des Menschen liegt das Bedürfnis, zu allen Dingen der Natur und der Umwelt ein festes Verhältnis zu bekommen. Er will wissen, wie der Mensch zu diesen oder jenen Bäumen, Pflanzen, Tieren oder zu irgendeinem Stein steht. Soweit er nicht durch göttliche Erleuchtung gemäß der Wahrheit darüber unterrichtet wurde, springt oft das Böse mit falschen Vorstellungen dafür ein. Das scheint gerade bei den Edelsteinen häufig der Fall zu sein. Was wird vom Volksaberglauben nicht alles den Edelsteinen zugemutet! Hier füllt das Edelstein-Buch Hildegards mit seinen durchaus sachlichen Angaben eine ganz wichtige Lücke in unserem Wissen aus. Dies scheint mir nicht sein geringster Wert zu sein. Selbst wenn jemand kein Heilmittel für sich aus dem Steinbuch entnehmen will, wird er dennoch mit größtem Interesse lesen, was es im Reich der Mineralien an göttlichen Kräften und menschlichen Bezugssystemen gibt. Monatssteine kennt Hildegard nicht.

Seit Urzeiten haben viele Edelsteine zu kultischen Zwecken Verwendung gefunden. Ich erinnere an den Brustschild des Hohepriesters (II. Mos. 28,16 ff., 39,10 ff.). Alle dort genannten Steine finden sich mit ihren Heilkräften bei Hildegard beschrieben; ebenfalls die neun von Ezechiel (28,13) genannten Steine. Auch die zwölf Steine der Geheimen Offenbarung des Johannes (Off. 21,19 f.) werden bei Hildegard genannt. Die hildegardische Reihenfolge der ersten zwölf Steine hat Beziehungen zu den zwölf aufeinanderfolgenden Stunden des Tageslichtes. Mit der biblischen Reihung besteht offenbar kein Zusammenhang. Im Anhang haben wir in einer Tabelle die Verhältnisse dargestellt. Unser Edelsteinbuch hält sich an die alphabetische Reihenfolge der deutschen Namen. Fast alle Edelsteinnamen stammen aus der Antike. Es war reizvoll, ihrem Ursprung nachzugehen. Für die praktische Anwendung waren diese Studien insofern wichtig, als in einigen Fällen erst dadurch der von Hildegard genannte Edelstein genauer bestimmt werden konnte.

Wichtige Hinweise zum Gesamtverständnis aller Edelsteinwirkungen finden sich in unseren Bemerkungen zu den einzelnen Steinen. Solche Beziehungen setzen echte Steine voraus. Der Industrie gelingt es, manche Steine künstlich zu »schönen« (Chalzedon). Für das Auge mag das genügen. Für den medizinischen Gebrauch nach Hildegard haben solche Nachahmungen keinen Wert; man muß für echte Steine sorgen.

Die heute teilweise ignorierte, teils verlachte, teils bekämpfte Lehre von der Existenz und der Wirkung der bösen Geister bildet für die heilige Hildegard sowenig ein Problem wie für die Bibel. Ob man dies noch Edelstein-Medizin nennen will? Manchmal richten sich die formelhaften Beschwörungen bei Hildegard sogar gegen die Krankheit selbst, wie dies ja auch in der Bibel beschrieben wird (Lk. 4,39). Gott hat mehrere Heilverfahren. Viele Gesichtspunkte spielen bei den Edelsteinen eine Rolle. Mehr als bei anderen Medikamenten erkennt man bei den Steinen, wieviel verschiedene Methoden in der Natur verborgen liegen. Wer hätte sie erkennen sollen, wenn nicht das mystische Auge Hildegards? Wir sollen nichts verachten, auch wenn wir dieses oder jenes heute noch nicht verstehen. Es finden sich wahre Perlen an Heilanzeigen in der Edelstein-Medizin gegen solche Leiden, gegen die es sonst überhaupt keine anderen therapeutischen Möglichkeiten gibt. Wer könnte zum Beispiel einen dummen Menschen klug machen? (Saphir)

Es gibt zahlreiche Menschen, denen die hildegardische Naturlogik mehr einleuchtet als gelehrte Forschungsergebnisse. Sie nehmen moderne Medikamente nur deshalb ein, weil sie keine anderen Möglichkeiten sehen. Gerade auf dem Gebiet der Nervenkrankheiten finden sich großartige Stellen im Steinbruch. Wir haben in unseren erklärenden Texten darauf hingewiesen.

Die in *Kursiv-Schrift* gedruckten altdeutschen Worte finden sich in einem Hildegard-Pergament. Hildegard zu übersetzen ist schwer und noch schwerer so zu übersetzen, daß man auch danach »arbeiten« kann. Alle Hildegard-Übersetzer vor der jüngst erschienenen Basler Heilmittel-Ausgabe gingen von der Annahme aus, daß die Hildegard-Medizin heute keinen praktischen Wert hat. Wir sind anderer Meinung. Liebe zur Sache, Einfühlungsgabe vereint mit soliden Medizinkenntnissen und Erfahrungen beweisen das Gegenteil, auch wenn in dieser ungekürzten Gesamtausgabe des Edelstein-Buches sich manche

Anwendung findet, die noch nicht erprobt werden konnte. Den Freunden der Hildegard-Medizin und der Lithotherapie haben wir den Weg in ein bisher fast unbekanntes Land geöffnet, der noch für manche Entdeckungen gut ist.

Achat

Der Achat ist das Genie unter den Edelsteinen: äußerlich ganz unscheinbar, hat er es aber in sich! Wenn man den rundlichen Geröllstein durchschneidet und schleift, kommen die schönsten Farbmuster zutage, »die sich nie wiederholende Originalität seiner Zeichnungen« (3, S. 149).

Die Achatsteine bestehen aus einer Mischung von feinsten Chalzedonschichten, rhombœdrischem Quarz und farblosem Opal (3, S. 149). Ihre Bearbeitung war bereits den Sumerern bekannt; die Namen griechischer Achatkünstler wurden berühmt. Pyrgoteles arbeitete für Alexander den Großen. In Rom durften nur die Patrizier Fingerringe mit Achat tragen. Nach der Schlacht bei Cannae wurden sie den Gefallenen abgenommen und als Trophäe nach Karthago gesandt (3). In Konstantinopel brannte und färbte man den Achat kunstvoll. Am leichtesten ist die Schwärzung (falscher Onyx). Rudolf II., der Esoteriker unter den Kaisern, ließ neben anderen Edelsteinen auch Achate für sich sammeln.

Über die »Entstehung« der Achate wissen unsere Mineralogen gut Bescheid. Er findet sich meist als Füllmasse (eindringende heiße Lösungen) in Hohlräumen des aus dem Paläozoikum stammenden Eruptivgesteins Melaphyr (3, S. 34/151), entstanden beim

Ausstoßen einer blasig-gasereichen Lava auf die Erdoberfläche. Für das Verständnis der Achatwirkungen
sagt uns all das ebensowenig wie der einleitende
Hildegardtext:

»Der Achat wird aus dem Sand des Wassers geboren, das sich von Osten nach Süden erstreckt. Von
Luft und Wasser hat er die größere Kraft, als vom
Feuer. Wenn jenes Wasser sich mindert und Sand
ohne Wasser sich zeigt, dann wird ein gewisser
Teil dieses Sandes von Sonnenhitze und heißer
Luft durchdrungen, so daß diese in den Stein ein-
strahlt. Wächst die Wasserüberschwemmung
(wieder) an, dann spült sie die (Achat-) Steine
aus dem Sand und trägt sie in andere Gegenden«.
(PL 1260 B)

Daß sich Achate in verwittertem Gestein und
Schwemmsand befinden, ist bekannt. Für die medizinische Achatanwendung brauchen wir die uns heute
noch größtenteils unverständliche Hildegard-Erklä-
rung nicht. Wasser, Luft und Feuer haben bei Hildegard kosmische Dimensionen. Vermutlich verbergen
sich hinter ihrer mystischen Sprache physikalisch-
atomare Vorgänge. Die alte Achatanwendung der früher hochgeschätzten Steine ähnelt nur selten den
Angaben unseres Steinbuches. Vollkommen gleich ist
sie nie, zumeist grundverschieden. Der Achat findet
sich unter den zwölf Steinen im Brustschild des
Hohenpriesters (II. Mos. 28,16), die alle auch bei Hildegard vorkommen. Was kann er?

»Wenn eine Spinne oder ein anderes Gewürm

(Insekt) ihr Gift über einen Menschen ausspritzt, doch so, daß es noch nicht in seinen Körper (-Kreislauf) eindrang, dann wärme den Achat stark in der Sonne oder auf einem heißgemachten Ziegel. So erwärmt lege ihn auf jene schmerzende Stelle, und der Stein zieht das Gift heraus. Dann wärme ihn auf die gleiche Weise nochmals und halte den gewärmten Stein über dampfendes Wasser, so daß sich sein Ausgeschwitztes (Kondenswasser?) mit jenem Wasser mischt und lege ihn dann noch eine (kurze) Stunde lang selbst in das Wasser. In dieses Wasser tauche hernach ein leinenes Tüchlein und binde damit die Haft-(Biß)Stelle der Spinne oder wo ein anderes Gift sich über seinen Körper ergoß, und er wird geheilt.« (PL 1260 C)

Wenn man an Zecken statt an Spinnen denkt, die ja auch Spinnentiere sind, dann gewinnt dieser Rat hohe Aktualität, weil gegen diese nicht ungefährlichen Zeckenbisse (Hirnhautentzündung) sonst kaum etwas hilft und schon gar nicht heilt. Wenn aber bei Hildegard heilen steht, dann heilt es wirklich. Sonst schreibt sie nur von lindern oder bessern oder so ähnlich. Auch Bienen- oder Wespenstiche könnte man wohl so behandeln, aber die spezifisch einfachere und sehr sichere Hildegard-Methode dagegen ist Wegerichsaft. Die Überlieferung kennt eine entfernt ähnliche Achatwirkung (Schlangengift, Skorpionstich). Solche den Hildegard-Angaben gleiche Parallelen in der Art der Anwendung finden sich außerordentlich selten. Dagegen kennt die Tradition viele Wirkungen, von denen Hildegard nichts schreibt (Fieber, Augenleiden, Wassersucht).

Fast nur bei Hildegards Edelsteinen und kaum bei ihren übrigen tausend Heilmitteln finden sich psychosomatische Wirkungen namentlich beschrieben:

»Will ein Mensch diesen Stein tragen, so lasse er ihn auf der bloßen Haut ruhen, damit er davon sich erwärmt. Die Wesensart (des Achats) macht jenen Menschen geschickt und feinfühlig und klug im Gespräch, weil der Achat aus Feuer, Luft und Wasser geboren wurde. Wie schädliche Pflanzen Geschwüre und Blasen an der Haut des Menschen auffahren lassen, so machen umgekehrt manche Edelsteine, an die menschliche Haut gebracht, durch die ihnen innewohnenden Kräfte den Menschen gesund und tüchtig.« (PL 1260 D)

Der modernen Medizin fremd, dem Volkswissen aber sehr wohl bekannt sind jene Zustände, wo ein Mensch »nach dem Mond geht« und zum Beispiel bei Vollmondzeiten in einen Erregungszustand kommt oder Traurigkeit, Reizbarkeit oder andere psychisch auffallende Verhaltensweisen zeigt:

»Wenn ein Mensch an der hinfallenden Krankheit (Epilepsie, Fallsucht) leidet, und wenn einer mondsüchtig ist, so trage er auf seiner Haut immer einen Achat, und es wird ihm dadurch besser gehen. Zuweilen werden Menschen mit diesen Krankheitsanlagen geboren, zuweilen ziehen sie sich solche Leiden aus einem Überfluß von schlechten Säften und Verpestungen zu.« (PL 1260 D)

Das hildegardische Wort *pestis* (Verseuchung)

meint hier bestimmt nicht unsere berüchtigte Infektionskrankheit, die Beulenpest. Es handelt sich dabei vielmehr um jede plötzlich über den Menschen hereinbrechende »Geißel«. Somit könnte auch Schock und Unfallstreß als Krankheitsursache gemeint sein, wie zum Beispiel hier. Der Hildegardtext fährt fort:

»Hat einer die hinfallende Krankheit, so lege er einen Achat drei Tage lang in Wasser, wenn der Mond eben voll geworden ist. Am vierten Tag nehme er ihn wieder heraus und koche dieses Wasser leicht, ohne daß es aufwallt. Dieses Wasser soll er aufheben und damit alle Speisen kochen, die er verzehrt, bis der Mond ganz abgenommen hat. Auch lege der Kranke einen Achat in alle Getränke, die er während dieser Zeit zu sich nimmt, es sei Wein oder Wasser. Das trinke er dann. Zehn Monde lang soll er das so machen, und er wird geheilt werden – außer Gott will es nicht.« (PL 1261 A)

Das leicht erhitzte (»pasteurisierte«) Wasser wird dadurch haltbarer gemacht. Doch muß noch ein anderer Zweck damit verbunden sein, wenn die Wolfenbütteler Handschrift des Steinbuches mit einem Zusatz erklärt:

»Das Wasser soll warm gemacht werden, damit die Eigenwärme des Wassers noch durch die (erhitzende) Fremdwärme gesteigert wird; und das Erhitzen soll nur mäßig erfolgen, weil beim starken Erhitzen die (Achat-) Eigenschaft geschwächt würde.«

Keine Angabe geschieht bei Hildegard ohne Grund. Auf diese Weise wird eine Wissenschaftlichkeit dokumentiert, die der Volksüberlieferung aller Zeiten fremd ist.

Hier fügt der Hildegardtext eine im Heilmittelbuch sonst sehr seltene Klausel an: »Nisi Deus non velit«, außer Gott will nicht. Ich habe darüber in meinem Buch *Das Wunder der Hildegard-Medizin* geschrieben. Dem gläubigen Menschen bereitet es keine Schwierigkeiten, daß Gott Vorbehalte macht. Dann läßt sich mit dieser Methode keine Heilung erzwingen. Wer will, kann ein anderes (Hildegard-)Mittel gleicher Indikation einsetzen, wo diese Bedingung nicht steht. Zur Epilepsie-Behandlung gehört übrigens auch noch eine Diät, die in unserem Buch *Die Küchengeheimnisse der Hildegard-Medizin* beschrieben ist.

Von den Fallsüchtigen unterscheidet der Hildegardtext die Mondsüchtigen, wobei die Medizin aus dem Achat in fast der gleichen Weise hergestellt wird:

»Wenn einer mondsüchtig (lunaticus) ist, so lege er drei Tage vor dem erwarteten Nahen dieses Wahnsinns den Achat drei Tage lang in Wasser und nehme ihn dann heraus und erhitze dieses Wasser ein wenig. Er koche alle Speisen damit, die er während jener Zeit der Verwirrtheit ißt und lege in dieser Zeit in alle seine Getränke einen Achat und trinke nur die darüberstehenden Flüssigkeiten.

Das mache er durch fünf Monde, und er wird seine Besonnenheit und Gesundheit wiedererlangen – wenns Gott nicht hindert.« (PL 1261 B)

Damit ist nicht nur das doch recht seltene Nacht-
wandeln gemeint, sondern auch bestimmte manische
Erregungszustände wie Porriomanie (krankhafter
Wandertrieb) oder Dipsomanie (krankhafter Trink-
zwang bei Menschen, die normalerweise dem Alkohol nicht verfallen sind, sich aber zu bestimmten
[Mond-?]Zeiten zu zwanghaftem tagelangen Trinken
gedrängt fühlen und sich nachher wieder normal
verhalten [Quartalsäufer]). Diese Menschen spüren
den Rhythmus (das Mondgeheimnis?), wann »es«
wieder über sie kommt und können rechtzeitig die
Achatkur beginnen. Manchmal kann auch der in meinem *So heilt Gott*-Buch beschriebene gelöschte Wein
diese Stimmung abfangen.

Den Schluß des Achatkapitels bildet eine kuriose
Anweisung, die ich als sicher hildegardisch nicht
auslassen darf:

»Ehe ein Mensch zu Bett geht, trage er allabendlich
einen Achat offen (auf der flachen Hand liegend)
kreuzweise durch das Haus, der ganzen Hauslänge
nach und auch in der ganzen Breite. Dort werden
Diebe ihr Handwerk weniger nach Belieben aus-
üben und beim Stehlen weniger Erfolg haben.«
(PL 1261 B)

So hat Hildegard den Achattext geschaut, so hat sie
ihn diktiert oder selbst geschrieben.

Amethyst

Wer hat wohl dem Amethyst diesen Namen gegeben?

Er gehört zu den Edelsteinen, deren Namen weitgehend Einfluß genommen hat auf seine frühere Bedeutung. Das zugrundeliegende griechische Wort »Methy« bedeutet ursprünglich Met, jenen berauschenden Honigwein der eingewanderten Völkerschaften. Die Indogermanen hatten das Wort mitgebracht. Weil nun der Wein im Süden den Rang dieses Rauschgetränkes bekam, übertrug man den Namen Met auf den Rausch überhaupt. A-Methy heißt daher: ohne Rausch. Nach den meisten Überlieferungen soll demnach der Amethyst die Berauschten ernüchtern. Es wurde sogar behauptet, daß er den Autofahrer vor Trunkenheit am Steuer bewahre. Ich möchte es niemandem raten, den Versuch zu machen, um so mehr, als Hildegard entgegen aller Tradition davon kein Wort erwähnt.

Ebensowenig findet sich bei Hildegard auch nur die geringste Angabe über seine Verwendung als Glücksstein oder Talisman. Alle Steine sind gut und dem Guten hold. Hildegard kannte keine magischen Wirkungen, wie sie zum Beispiel die Germanenkönige mit ihrem Amethystring pflegten, oder die tibetanischen Mönche, die bei ihren Meditationen auf Schnüre gereihte Amethystkugeln durch die Hände gleiten ließen.

Die berühmteste Amethystsammlung besaß Katharina die Große dank ihrer russischen Bergwerke im Ural. Die dunkelsten Amethyste stammen aus Sibirien und aus Uruguay, dessen Nationalstein der Amethyst wurde.

Was die Mineralogen über den Amethyst berichten, wirkt einigermaßen nüchtern und bringt uns bei Hildegard nicht weiter: »Den durchsichtigen violetten Bergkristall nennt man Amethyst; er gehört zur großen Gruppe der Quarzkristalle.« Die frühere Ansicht, daß seine Farbe vom Eisen herrühre oder durch radioaktive Bestrahlung entstehe, ist verlassen worden zugunsten der Meinung, daß die Färbung von einem Anteil an Mangan komme. Wie ganz anders ist die Charakteristik bei Hildegard:

»Der Amethyst wächst dann, wenn die Sonne ihren Ring zeigt, als ob sie gekrönt wäre«. (PL 1259 B)

Es handelt sich dabei um den berühmten Sonnenhalo, den Lichtring der Sonne, der seltener beobachtet werden kann als der bekanntere »Hof« des Mondes.

»Weil zu jener Zeit, wenn die Sonne den genannten Hof zeigt, die Luft etwas lau ist, hat er auch etwas Luftiges.« (PL 1259 D)

Was bedeutet in der Mystik Hildegards so ein Sonnenring, dessen Kraft im Amethyst sich sozusagen auskristallisiert hat?

»Dies geschieht, wenn die Sonne anzeigt, daß am Kleid des Herrn, nämlich an der Kirche, sich etwas ändern werde.« (PL 1259 D)

Wir können mit diesen Angaben nicht viel anfangen, weil wir den mystischen Sinn dieser Worte nicht verstehen. Bei den vielen Veränderungen, die die Kirche in der letzten Zeit erfahren hat, müßte die Sonne in den letzten Jahren dauernd einen Hof gezeigt haben, wenn man es wörtlich nimmt. Also weder Chemie noch Mystik erklären uns die Amethystwirkung oder den Amethystcharakter.

Die Drusenbildung der Amethystkristalle ist berühmt. In Südamerika soll eine Amethystdruse gefunden worden sein mit den Wandausmaßen 10 × 5 × 3 m. Eine Andeutung der Drusenbildung läßt sich aus dem verblüffend kurzen Hildegardtext entnehmen:

»Weil der Amethyst wie Sinter Auswüchse macht, ist er zahlreich.« (PL 1260 A)

Die traditionelle Anwendung im Orient, Altertum und Mittelalter bestand meist im Einnehmen von gepulvertem Stein. Papst Clemens VII. nahm im Jahre 1534 während seiner tödlichen Erkrankung gepulverte Steine im Werte von 40 000 Golddukaten ein (entspräche heute mehreren Millionen Mark). In dem berühmten arabischen Rezept »Electuarium ex Gemmis« war das Pulver von fünf verschiedenen Edelsteinen enthalten. Nichts davon bei Hildegard. Wenn wir auch die Gründe nicht ganz einsehen, worauf die hildegardische Anwendung beruht, so ist sie doch vergleichsweise nüchtern. Da finden wir ein kosmetisches Mittel, um (Pigment-)Flecken im Gesicht – ausgerechnet im Gesicht – durch den Amethyst zu beseitigen. Hildegard schreibt nur von Flecken, worunter man unter Umständen sogar auch noch Muttermale (Feuermale, Sommersprossen) verstehen könnte. Offensichtlich ist ein fleckiges Gesicht überhaupt gemeint, vielleicht aber auch verschiedene Art von Flecken, wenn Hildegard schreibt:

>Wenn ein Mensch in seinem Gesicht Flecken hat, befeuchte er den Amethyst mit seinem Speichel und bestreiche sein Gesicht mit dem also befeuchteten (Amethyst) …« (PL 1260 A)

Hildegard schreibt hier nichts von dem Erfolg dieser Anwendung. Wahrscheinlich genügt das noch nicht ganz, sondern man braucht zusätzlich noch eine Gesichtswaschung mit Amethystwasser:

>Mache auch noch Wasser am Feuer warm und halte den Amethyst über dieses Wasser, und eine aus diesem Stein ausschwitzende Kraft vermischt sich mit dem (auf den Stein sich niederschlagenden) Kondenswasserdampf. Leg diesen Stein schließlich selbst in das Wasser und wasche mit diesem Wasser das Gesicht. Oft gemacht, wird die Gesichtshaut zart und die Gesichtsfarbe schön.« (PL 1260 A)

Diese Vorschriften soll der Kranke, der »sein« (so Hildegard) Gesicht mit diesem Amethystwasser behandelt, genau einhalten, wie ja alle Hildegard-Anweisungen nur dann Sinn haben, wenn man sie peinlich genau befolgt. Die Sache hat nur einen Haken. Nach meinem Textverständnis muß man den Amethyst über das dampfende Wasser hängen, so daß sich niederschlagendes Kondenswasser in das darunter kochende Wasser hineintropft. Anders hätte der Hildegardtext keinen vollen Sinn. Die andere Deutung wäre, daß man den feucht beschlagenen Stein in Wasser legt. Ich nehme auch an, daß das Wasser schon etwas ausgekühlt sein darf, weil Hildegard nichts von einem Mitkochen des Steines schreibt. Die nach meiner Ansicht beste Handschrift des hildegardischen Steinbuches fügt noch hinzu: »Wenn die innere Wärme dieses Steines vom auch warmen und heilsamen Speichel des Menschen und von der Wärme des dämpfenden Wassers gesteigert wird, nimmt der Amethyst Flecken, die sich aus den buntgemischten Säften erheben.« Es kommt also auf den menschlichen Speichel und den Wasserdampf an, wenn man dem Amethyst seine kosmetischen Kräfte entlocken will.

Eine ähnliche Wirkung erzeugt der menschliche Speichel in Zusammenarbeit mit dem Amethyst noch bei einer anderen Erkrankung des Menschen. Bei äußerer Anwendung kann man im Frühstadium eine (oberflächliche) Schwellung, Geschwulst, beseitigen:

»Wenn ein Mensch irgendwo an seinem Körper von einer frischen Geschwulst anschwillt, benetze er diesen Amethyststein mit seinem Speichel und berühre mit dem also befeuchteten Stein alle Stellen der Geschwulst. Jene Geschwulst wird verkleinert werden und verschwinden.« (PL 1260 A)

Um diesen Effekt zu erzielen, muß ebenso wie bei der Gesichtskosmetik jeder seinen eigenen Speichel einsetzen. Es handelt sich also um ein typisches Patientenmittel, das die Apotheken nicht in Flaschen gezogen vorrätig halten können. Der Zirkelschluß: eigener Speichel, eigenes Leiden darf also nicht unterbrochen werden. Wenn jemand an so einer Geschwulst erkrankt, wird er sogleich merken, um welche es sich handelt. Ich weiß es noch nicht. Unter anderem habe ich vermutet, daß es sich dabei um ein im Entstehen begriffenes Überbein handeln könnte. Es kann sich aber auch um eine andere akute, relativ plötzliche Schwellung, Anschwellung, handeln, vielleicht sogar ein Quinke-Ödem. Der praktische Arzt sieht solche Dinge weniger als der Hautarzt. Gegen das Überbein spricht höchstens, daß an einer anderen Stelle des Heilmittelbuches (PL 1209, Biene) das Überbein namentlich mit diesem Ausdruck bezeichnet wird. Von einer anderen relativ plötzlichen Hauterkrankung, die zur Geschwulst werden kann, handelt gleich die nächste hildegardische Amethystwirkung:

»Wo eine Spinne den Menschen an einer Körperstelle ›fixiert‹, da streiche man den Stein über die Haftstelle (Bißstelle), und er wird geheilt werden.« (PL 1260 B)

Es handelt sich kaum um Bienen- oder Wespenstiche, die man nach Hildegard viel eleganter mit (frischem) Wegerichsaft behandelt und zu rascher, schmerzfreier Abschwellung bringt. Dagegen ist sehr wohl auch an einen Zeckenbiß zu denken, dessen Gefährlichkeit in den letzten Jahren in zunehmendem

Maß erkannt worden ist. Unseren Wanderern in Wald
und Flur kann man nur raten, sich mit einem Amethyst bewaffnet auf den Weg zu machen. Die Zecken,
die hauptsächlich im Unterholz auf ihre Opfer lauern,
gehören nämlich zu den Gliederfüßlern wie die Spinnen auch. Ob es bei Flöhen und Wanzen auch wirkt?
Sicher aber kann der Amethyst – nach Hildegard –
Schlangen und Nattern verscheuchen, wenn sich an
einem Ort ein Amethyst befindet. Ob es zu diesem
Zweck genügt, einen Amethystring am Finger zu
tragen (Bischofsring), möchte ich bezweifeln. Der Hildegardtext spricht eher dafür, daß Schlangen und
Nattern jene Örtlichkeiten und Häuser meiden, wo
sie eine Amethystausstrahlung spüren. Das könnte in
tropischen Gegenden, wo es noch relativ viele Schlangen und Nattern gibt, die sich auch in den Häusern
einnisten wollen, ein wertvoller Hinweis sein. Der
einschlägige Hildegardtext lautet:

»Schlangen und Nattern fliehen vor diesem Stein
und meiden den Ort, wo sie ihn wahrnehmen.«
(PL 1260 B)

Wenn man weiß, daß bei Hildegard, ebenso wie in
der Bibel, das Schlangen- und Natterngezücht
mystisch auch bestimmte Menschtypen bedeuten
kann, dann errät man den Zusammenhang mit der
biblischen Verwendung des Amethyst. Er findet sich
ebenso im Brustschild des jüdischen Hohenpriesters
(II. Mos. 28,17 ff.) wie im Fundament der Mauer des
himmlischen Jerusalem als zwölfter Grundstein.
Wenn eine alte Überlieferung dem Amethyst Selbst-
beherrschung, Weisheit durch Enthaltsamkeit

zuschreibt, so kommt dies der mystisch-religiösen Bewertung schon sehr nahe. Wie sehr die geistige Welt über Jahrtausende zusammenhängt und erleuchtete Geister unabhängig voneinander zu ähnlichen Schlüssen gekommen sind, beweist eine Angabe des heiligen Hieronymus in seinem Kommentar zu einer Isaiasstelle, wo er schreibt, daß der Adler in sein Nest einen Amethyst lege, um die Jungen vor Schlangen zu schützen (2). Dieses Buch hat Hildegard sicher nicht gelesen. Wenn Hieronymus diese Parabel nicht selbst erfunden hat, so geht sie jedenfalls auf eine Urtradition zurück, als schon früher die Weisen aus der gleichen Quelle schöpften wie Hildegard. Wir können praktisch daraus den Schluß ziehen, daß wir uns vor feindlichen und unsympathischen Menschen dadurch schützen könnten, daß wir einen Amethyst so sichtbar tragen, daß er ihnen in die Augen fallen muß.

Die Brüsseler und offenbar auch die Wolfenbütteler Handschriften fügen hier noch eine Amethystwirkung an, die ich nicht auslassen möchte, weil sie von den »Läusen« handelt. Eine Stelle im Medizinlehrbuch Hildegards, dem Buch *Ursachen und Behandlung* (CC 158,1 ff.), erklärt die »Läuse« (lateinisch: pediculi) als gracillimi vermiculi, als allerkleinste Lebewesen (»Würmer«) und zwar in eindeutigem Zusammenhang mit der Bildung der Krebsviren im Menschen. Es spricht viel dafür, daß auch diese Stelle nicht nur die Läuse an sich, sondern auch die »Läuse« im Körper, die Verkrebsung, meint. Es heißt da:

»Ein Mensch, der sehr viele pediculi hat, lege einen Amethyst fünf Tage lang in kaltes Wasser, und nachdem er den Stein herausgenommen hat, wärme er das Wasser am Feuer und halte ihn (den Amethyst) wieder darüber, damit dessen Schweiß- (Kondenswasser) sich diesem Wasser beimische, und dann lege er ihn auch noch schließlich für eine Stunde in dieses Wasser und nehme ihn dann wieder heraus. Mit diesem Wasser mache er ein Dampfbad, betrete den Baderaum und lasse sich von dem Wasser(dampf) durchnässen, in dem der Amethyst gelegen hatte. So wird er durch die Kraft des Steines durch vier oder fünf Wochen von den Läusen (pediculi) frei. Wenn er wieder pediculi (»Läuse«) in sich oder an sich bemerkt, mache er das wieder, und sie werden verschwinden.

Die pediculi wachsen nämlich vom kranken Fett und krankhafter Feuchte des Schweißes, und darum muß dieser Stein, der keine schädliche Feuchte in sich hat, in das Wasser gelegt werden, damit dieses Wasser mittels Kraft und Wärme des Steines durch ihn wirksam werde. ...« (Basler Ausgabe, Cap 4–15, A8)

Krebs oder Läuse – oder beides, das ist hier die Frage! Wenn wir uns die Entstehungsgeschichte der Hildegardmedizin und auch dieses Steinbuches vor Augen halten, so wurde Hildegard der »Pediculi«-Text »diktiert«, im wesentlichen so, wie er dasteht, und Hildegard hat ihn niedergeschrieben. Die Visionärin hatte sicher keine Ahnung vom Doppelsinn und der Doppelbedeutung für die Krebskrankheit, so wenig wie sie eine Ahnung hatte von der Krebskrankheit, als sie jene andere Pediculi-Stelle im medizinischen Lehrbuch niederschrieb.

Gewiß ergäbe dieser Text auch einen Sinn für die »Läuse außen am Körper« und wäre in diesem Sinne leicht nachprüfbar. (Es ist bisher nicht geschehen.) Auch die Wiederholung schon nach fünf Wochen kann im Sinne der Bekämpfung der neu ausgeschlüpften Läuse-Eier (Nissen) verstanden werden. Genausogut könnte aber auch eine neue Krebsviren-Generation in dieser Zeit sich entwickelt haben, »im Inneren«, wie es im Text heißt.

Bergkristall

Unter allen edlen Steinen ist der Bergkristall das Aschenbrödel. Er ist eigentlich nicht einmal ein Halbedelstein und wird in der Tradition relativ wenig verwendet. Dementsprechend nennt ihn auch die Bibel weder bei Moses noch bei Ezechiel (28,13), noch in der Offenbarung. Man kann sehr schöne Pokale und Gläser aus ihm schleifen, und Kaiser Rudolf II. (Maximus adorator et amator gemmarum) hatte die berühmtesten Meister seiner Zeit zu deren Herstellung beschäftigt. Der Bergkristall kann »wegen seiner vollkommenen Durchsichtigkeit und wegen seines starken Glanzes« (3) teure Steine gut ersetzen, da er sich relativ häufig findet und daher billig ist. Im Zinggenstock in der Nähe des Grimsel wurden aus dem sogenannten Kristallkeller »mehr als tausend Doppelzentner Bergkristall mit Kristallen von einzigartiger Schönheit gefördert. Einige Stücke wogen bis zu 8 Zentner.« (3, S. 123) Aber das ist noch gar nichts. Es gibt sehr große Kristalle mit einer Masse bis zu vierzig Tonnen! Die Formenvielfalt ist fast unbegrenzt (Monolithe, Zwillingsspitzen, Doppelender, Phantom-Kristalle). Aber die Wissenschaft sagt nur, der Bergkristall besteht aus Quarz, dem weitestverbreiteten Mineral der Erde, aus dem sich auch der Granit, Sand und die Kieselsteine aufbauen.

Die Araber haben mit Bergkristall in ihrer Medizin nicht viel anfangen können, weil auch die Griechen, von denen die Araber abgeschrieben haben, kaum Angaben über die Bergkristallwirkung machen. Wenn man von den sechs in den Handschriften angegebenen Bergkristallheilwirkungen eine oder zwei abzieht, bleiben vier bis fünf übrig, die sich sehr schön unter ein modernes Krankheitsbild einreihen lassen: Schilddrüsenstörung im Sinne einer Hyperthyreose (Basedow). Dieses in leichteren Formen oft verkannte Krankheitsbild kann alle die Erscheinungen machen, für die in dem Edelsteinbuch der Hildegard der Bergkristall genannt wird: Sehstörung, Kropfbildung, Herz-, Magen-, Darm- und Bauchbeschwerden, Übererregbarkeit mit Kraftlosigkeit und Schwächeanfällen, Schwitzen. Hildegard schreibt:

»Wem sich die Augen umfloren, der wärme einen Bergkristall in der Sonne und lege den warmgewordenen oft auf die Augen. Weil seine natürliche Art vom Wasser stammt, zieht er die Unsäfte aus den Augen, und so wird der Betroffene besser sehen.« (PL 1263 D)

Die Augenkrankheiten und Hautkrankheiten bei Hildegard rufen nach Bearbeitung durch einen Spezialisten. Die gebrauchten Lateinworte (hier »caligo«, das heißt Verdunkelung, Verdüsterung) können verschiedene Beeinträchtigungen der Sehfähigkeit bedeuten. In diesem Fall sind wir noch gut dran, weil wir im Bergkristall ein Schilddrüsenmittel erkennen. Wahrscheinlich sind nicht einmal die typischen Glotzaugen der Schilddrüsenüberfunktion gemeint, deren Letztursachen man zur Zeit auf eine Hypophysenstörung zurückführt, sondern die mit der Vortreibung der Augen verbundenen Sehstörungen, die bis zum Verkümmern der Sehnerven und zum Erblinden führen können. Meine ursprüngliche Vermutung, daß es sich um eine Form des Grauen Stares handeln könnte, will ich nach diesen Überlegungen jetzt eher in Frage stellen.

Es ist sicher keine Marotte Hildegards, daß man den Stein vorher an der Sonne erhitzen muß. Sie schrieb nur das nieder, worüber sie durch ihre innere mystische Schau unterrichtet wurde. Die verschiedenen Wärmequellen haben bei Hildegard jeweils eine besondere Bedeutung. Erwärmen durch Sonnenbestrahlung ist in diesem Fall sicher nicht bloße Wärmezufuhr. Gerade der wegen seiner elektrischen und physikalischen Eigenheiten (piezoelektrisch) heute technisch bedeutsame Stein hat auch noch die Eigenschaft, durch seinen inneren Aufbau ein sehr schlechter Wärmeleiter zu sein. Er bleibt auch in der Wärme lange kalt und wurde deshalb von den reichen Römern in ihren Häusern aufbewahrt, damit sie sich im Sommer ihre heißen Hände daran kühlen konnten. (3, S. 109)

Sicher wirkt die direkte Sonnenbestrahlung in die Tiefe, wobei wir nicht wissen, ob mit den Sonnenstrahlen auch noch besondere Steinkräfte aktiviert werden. Kann und soll man durch ein Brennglas (Quarz) die Erwärmung beschleunigen? Ich empfehle, den Stein auf ein sonnenerhitztes Blech zu legen, das durch seine Rückstrahlung die Erwärmung verstärkt.

Wir brauchen das Warmwerden des Bergkristalls

durch die Sonne noch zu zwei weiteren Heilverfahren: Um die Drüsenschwellung am Hals (den Kropf) zu verkleinern und um die Herz-, Magen- und Darmstörungen zu verbessern. Beide Zeichen finden sich nebeneinander bei Überfunktion der Schilddrüsen. Der Bergkristall kann aber auch gegen (gutartige) Kropfbildung eingesetzt werden, also auch bei Unterfunktion. Der mittelalterliche Name der Schilddrüse, *hubo* (Erhebung, Haube), findet sich bei Hildegard nur an dieser Stelle. Sie schreibt:

>»Wem aber eine Erhebung (hubo) an der Kehle wächst oder anschwillt, der erwärme den Bergkristall an der Sonne. Über den so (durch die Sonne) gewärmten Stein gieße er Wein. Davon trinke er oft und drücke auch den sonnengewärmten Bergkristall oft über die Erhebung an der Kehle, und sie wird kleiner werden.« (PL 1264 A)

Es fällt auf, wie der Hildegardtext das Wort »oft« hier wiederholt, wobei gemeint ist: längere Zeit hindurch. Die Wirkung besteht in einem Kleinerwerden. Der Hildegardleser muß auf solche Feinheiten achten. Das mystische Diktat stellte Hildegard die Wortwahl nicht frei.

Ein weiteres Sympton der Schilddrüsen-(Über)-Funktion betrifft den Verdauungsapparat, wobei statistisch nachgewiesen bei diesen Kranken in etwa einem Drittel der Fälle über vermehrten Stuhlgang mit oder ohne Durchfall (B 12-Mangel-Gastritis) geklagt wird. Das hervorragendste Zeichen dieser Erkrankung aber sind Herzbeschwerden, Herzklopfen, Herzjagen, ja sogar Vorhofflimmern (Kropfherz).

Alle diese Zeichen faßt eine weitere Bergkristall-Anwendung zusammen, wenn es heißt:

»Wer im Herzen oder im Magen oder im Bauch leidet, wärme den Bergkristall in der Sonne und gieße über den (sonne-)gewärmten (Stein) Wasser, lege dann sogleich denselben Kristall in dieses Wasser für eine (kurze) Stunde und nehme ihn dann wieder heraus. Er trinke dieses Wasser oft und es wird mit dem Herzen oder mit dem Magen oder mit dem Bauche besser.« (PL 1264 A)

Was mit dem Bauch speziell im Unterschied zum Magen-Darmtrakt gemeint ist, können uns diese Kranken selbst am besten sagen. In einer der vier erhaltenen mittelalterlichen Handschriften des hildegardischen Steinbuches (Wolfenbüttel, die mir die beste zu sein scheint) wird hier in der für Hildegard nicht seltenen näheren Beschreibung der Wirkungsweise dieses »Medikamentes« angeführt, daß dadurch die Beschwerden des Herzens und des Magen/Bauches (also Magen und Bauch als eine Begriffseinheit) behoben werden, die aus einer »Säfteverdrehung« entstanden sind. Dieser Ausdruck Säfteverdrehung (pravi humores) findet in der modernen Pathologie großartige Rechtfertigung, weil wir seit wenigen Jahren wissen, daß eine anscheinend nur ganz geringe Veränderung im chemischen Aufbau des Schilddrüsenhormones diese Schilddrüsenkrankheit auslöst. Das Stichwort des Heilerfolges heißt hier »besser werden«. Wer mit diesem jahrelangen Leiden geplagt ist, von dem keineswegs immer eine Operation befreit, wird jede Besserung dankbar empfinden.

In der eben genannten Wolfenbütteler Handschrift des Steinbuches findet sich eine weitere Bergkristall- anwendung, die ebenfalls Krankheitserscheinungen der Schilddrüsenüberfunktion betrifft. Wiederum gebraucht der Hildegardtext ein sonst ungebräuchli- ches Wort zur Beschreibung dieser Zustände, die wir heute weitgehend als psychosomatisch bedingt an- sehen, zum größten Teil hormonell verursacht. Diese Menschen sind zeitweise von übersprudelnder Leb- haftigkeit neben starker Ermüdbarkeit, dabei aber körperlich schwach und wenig leistungsfähig. Solche anfallsartigen Zustände können bis zum Ohnmachts- anfall gehen. Der Hildegardtext benützt dafür den heute noch nicht ganz vergessenen Namen Synkope, womit das moderne medizinische Lexikon einen Anfall von »Bewußtseins- und Tonusverlust bei kreis- lauf- und kardialbedingten zerebralen Hypoxien« bezeichnet und hinzufügt, daß auch psychische Fak- toren mitspielen können (5). Der einschlägige Hilde- gardtext lautet:

»Wer an syncope leidet, der hat ein übersprudeln- des Wesen, ist aber unkräftig und machtlos und spürt manchmal einen plötzlichen Zusammen- bruch seiner Kräfte, so daß er wie ein Toter daliegt. So einer soll einen Bergkristall oder auch mehrere oder soviel er bekommen kann, an der Sonne warm machen und sie einen halben Tag lang oder eine Stunde lang über den Nabel unterhalb seiner Brust – also zwischen Nabel und Magengegend – so gewärmt andrücken. Das soll er oft machen. Auch soll er diesen Kristall an der Sonne wärmen und hurtig Wein darübergießen und also oftmals trin-

ken, und die syncope wird weichen.« (Baseler Heilmittelausgabe, A 18)

Hier haben wir sogar eine Art Heilung, die trotz
des äußerlich manchmal erschreckenden Anfallbildes
gar nicht so unwahrscheinlich erscheint, da bei dieser
Form sowohl Hildegard als auch die modernen Arzt-
beobachter eine erhebliche Mitbeteiligung der Psy-
che nicht ausschließen. Nie hat ein mittelalterlicher
Mensch und überhaupt kein Gelehrter bis in die Tage
unserer laboratoriumserhellten Physiologie auch nur
annähernd ähnliche Gedankengänge verfolgt.

Ob auch noch ein weiteres Bergkristallmittel mit
den Störungen der Schilddrüse zusammenhängt? Wir
wissen von hormonellen Beeinflussungen der Haut
bei Schilddrüsenerkrankungen, wo bei über 90 Prozent aller Erkrankten vor allem das übermäßige
Schwitzen im Vordergrund steht. Ich selbst weiß aus
eigener Erfahrung, wie eine jodüberempfindliche
Haut (Jod ist das Zentralelement aller Schilddrüsen-
hormone) mit heftigen Erscheinungen bis zu
schmerzhaften Bläschenbildungen reagieren kann.
Um eine noch nicht näher bekannte Hautkrankheit zu
beschreiben, gebraucht der Hildegardtext auch hier
wieder einen einmaligen Ausdruck und spricht von
einem den Menschen »fertigmachendem Nässen«
(*nesseden*, ein mittelalterlicher Ausdruck). Ist damit
das starke Schwitzen gemeint, oder hängen die näs-
senden Ekzeme, deren Ursache man heute noch nicht
kennt, mit einer Schilddrüsen-Funktionsstörung
zusammen? Bei Hildegard lesen wir:

»Wer von *nesseden* geplagt wird, wärme diesen

Stein an der Sonne und lege ihn warm auf jene Stelle wo er leidet, und ›nessia‹ wird verscheucht werden.« (PL 1264 A)

Die sechste bei Hildegard beschriebene Bergkristallwirkung geht ebenfalls auf ein Halsleiden, die im Mittelalter häufigen Drüsen am Hals eines Menschen, zurück. Damals und bis fast in unsere Zeit wurden sie als Skrofulose bezeichnet, bei Hildegard als Feigmale, orfimae; wir wissen heute, daß es sich um eine Infektion mit Rindertuberkulose handelt. Ob damit alles geklärt ist? Warum erkranken bei gleicher Infektionsquelle immer nur einige wenige der Infizierten? Sollte auch dabei die halsdominierende Schilddrüse mitspielen? Bei Hildegard steht:

»Wenn im Halsbereich des Menschen Drüsen oder orfimae sich bilden, dann wärme diesen Stein an der Sonne und binde ihn warm neun Tage oder neun Nächte lang über die Drüsen oder die orfimae. So tue oft und sie werden vergehen.« (PL 1264 B)

Es bleibt noch übrig, darauf hinzuweisen, daß der Name Kristall eben von diesem Bergkristall genommen wurde und seinerseits auf einen indogermanischen Sprachstamm zurückgeht, der Frost und Kälte ausdrückt (Kältetherapie = Kryotherapie). Wenn wir ausgerechnet von »grimmiger« Kälte sprechen, so enthält das Wort »Grimm« genau die griechisch-indogermanische Wurzel »Kry-«, die sich auch in der Edda als Hrimthursen, das heißt Reifriesen oder Frostriesen, wiederfindet. Das Wort Reif selbst ist ethymologisch mit Kristall verwandt. Wundern wir uns also noch, wenn die Urform der Kristalle die Eiskristalle und auch die Eiszapfen nicht nur bei Hildegard, sondern auch schon bei den uralten Weisen mit der Entstehung des Bergkristalls in einem Zusammenhang gebracht wurden? Wir verstehen heute diese Symbolsprache kaum mehr, aber den Dichtern ist sie noch wohlvertraut, wie eine Stelle aus Goethes Faust beweist, wo es vom Alchimisten heißt:

Der in Gesellschaft von Adepten
Sich in die schwarze Küche schloß ...
Da ward ein roter Leu,
Ein kühner Freier,
Im lauen Bad der Lilie vermählt,
Und beide dann mit offenem Flammenfeuer
Aus einem Brautgemach ins andere gequält.
Erschien darauf mit bunten Farben
Die junge Königin im Glas,
War hier Arznei ...

An diese, dem Nichteingeweihten völlig unverständliche Symbolsprache, wo bekannte Worte dem Unkundigen »böhmische Dörfer bleiben«, wird man erinnert, wenn man den hildegardischen Text von der Entstehung des Bergkristalles liest. So lächerlich er auch dem modernen Chemiker erscheinen mag, ich kenne meine Hildegard zu gut, um dahinter nicht auch einen uns eines Tages sich entschleiernden Sinn zu vermuten. Der Hildegardtext lautet:

»Der Kristall wird von den kalten Wassern geboren, welche einen bräunlichen Farbton haben. (Wenn etwas) aus der Luft Kommendes dieses Wasser berührt, wird am bestimmten Platz das Wasser durch die Kälte zu einer Art Masse erstarrt, und es gerinnt zu etwas Festem, wie wenn es das Herz des Wassers wäre. Wenn dann noch die Wärme der Luft oder der Sonne dazukommt, dann nimmt sie dieser Masse durch ihre Erwärmung die weißliche Trübung, welche sie hatte. So wird sie ziemlich klar, doch kann sie durch die Wärme nicht aufgelöst werden. Dann kommt wieder Kälte dazu, welche diese Masse noch mehr festigt und klärt. Diese Kälte ist so stark, daß keine Wärme ihr beikommen kann, auch wenn ein ringsherum gehäuftes Eis schmilzt. So entsteht der Kristall, das heißt der Bergkristall.« (PL 1263 D)

Der bräunliche Farbton des Wassers (*subniger*, das heißt braunfarben) findet sich an einer Stelle des hildegardischen Lehrbuches der Medizin (CC 27,9), wo von den Mineralwassern die Rede ist, die vom Nordwesten herkommen. Mir fällt nur die Gleichheit der Bezeichnung bräunlich auf, die sich bei Hildegard sonst nicht findet, außer bei dem durch Eiskälte entstehenden Bergkristall und dem aus nördlich kalten Gegenden fließenden Mineralwasser. Diese Symbolsprache der Steinentstehung läßt sich heute noch nicht deuten. Mit hoher Wahrscheinlichkeit betrifft die Schilderung von warm und kalt dabei das Ineinanderspielen atomarer Kräfte. Auch Rauchtopas, eine Spielart des Bergkristalls, könnte gemeint sein.

Bernstein

Der Bernstein bei Hildegard hat mir viele Sorgen gemacht, weil die Entstehungsweise, ganz entgegen sonstigen hildegardischen Gewohnheiten, genau den Darstellungen des Isidor von Sevilla und somit einer antiken Fabelei entspricht. Weil die Ligurer, ein oberitalienisches Handelsvolk, ihn hauptsächlich verkauften, nannte man ihn auch den Ligurerstein. Im Griechischen lautete das Wort für Luchs ähnlich. So wurde er zum Luchsstein. Daraus entstand die Fabel einer Entstehung aus dem Luchsurin. Solche Stellen habe ich als sicher nicht hildegardisch schließlich weggelassen.

Der Bernstein gehört zu den ältesten Edelsteinen überhaupt. Er wurde schon zur Steinzeit als Schmuck getragen und wird schon bei Homer erwähnt. In seiner Heimat, der Bernsteinküste Ostpreußens, trug man ihn aufgereiht als Schmuckkette um den Hals. Immer wieder wurde auch eine Wirkung gegen Halsleiden (Mandelentzündung, Kropf) von ihm erwartet. Schon im Altertum (Thales von Milet) kannte man seine Eigenschaft, daß er durch Reiben Anziehungskraft auf Holzspäne und Stroh bekommt, weshalb er den persischen Namen Kahrabâ bekam, das heißt Stroh-an-sich-Reißer. Um 1600 fand der englische Physiker Gilbert im Bernstein eine unbekannte Kraft, die Otto von Guericke als »electrica attractio« bezeichnete. Unsere Elektrizität war entdeckt, denn beim Reiben nimmt der Bernstein starke negative Ladung an. Elektron hieß der Bernstein auf Griechisch, was so viel heißt wie der Hell-(Sonnen-)Strahlende. Aber nicht nur die Elektrizität verdankt ihm den Namen, sondern auch unser Wort Glas, was im Altgermanischen Harz bedeutet, und tatsächlich entstand der Bernstein auch aus dem fossilen Harz der in einer großen Naturkatastrophe untergegangenen nordischen Wälder. Das muß sehr plötzlich geschehen sein, weil sich die unwahrscheinlichsten Dinge als Einschlüsse in einem »goldenen Grab von besonderer Pracht« (7, S. 98) bis heute erhalten haben: die Blätter und Nadeln von Waldbäumen, Flöhe und Heuschrecken, Wanzen und Blattläuse, Laufkäfer und Vogelfedern.

Bernstein bildet als amorphe Substanz keine Kristalle. Er hat die chemische Summenformel $C_{40}H_{64}O_4$, wird bei 170 Grad schon weich, verbrennt unter Ausströmen eines »Weihrauchgeruches« und hat daher seinen heutigen Namen Bernstein, was eigentlich der brennende Stein heißt.

Wie hoch er früher eingeschätzt wurde, beweist, daß Kaiser Nero einen Kriegszug nach seinen Ostseefundstätten unternehmen ließ und daß der Haupthandelsweg »Bernsteinstraße« genannt wurde. Fromme Mohammedaner weihen dem Grab Mohammeds Bernstein. »Bernsteinarmbänder fand man auch an den Skeletten von Wickingern, die diese vor jeder Gefahr schützen und Geister und Dämonen bannen sollten« (1, S. 193).

Neben der schon oben angegebenen Beziehung

zum Hals wurden ihm früher noch zahlreiche andere medizinische Wirkungen zugeschrieben (Fieber, Ohrenschmerzen, Augenleiden, Herzklopfen, Knochenbrüche, Gelbsucht, Gallenleiden und anderes mehr). Nur eine einzige traditionelle Indikation findet sich auch bei Hildegard:

»Ein Mensch, der im Magen (Darm) starke Schmerzen hat, der lege einen Bernstein entweder in Wein oder in Bier oder in Wasser für eine (kurze) Stunde. Er nehme ihn dann heraus, und jene Flüssigkeit wird von den Kräften dieser Steine so durchstrahlt, daß sie davon Kräfte annimmt. Das soll er vierzehn Tage lang machen und gebe davon ein wenig nach dem Essen zu trinken und ja nicht auf leeren Magen. Kein Fieber und keine Verseuchung in seinem Magen ist so stark, daß nicht sein Magen/ Darm gesäubert, gereinigt und geheilt würde, außer der Tod steht schon bevor. Aber kein anderer Mensch trinke diese Zubereitung aus einem andern Grund als nur gegen Magen-(Darm)Schmerz! Er könnte das nicht überleben, weil die Stärke (dieses Trankes) so groß ist, daß er sein Herz versehren und geradezu zerspalten würde.« (PL 1263 B)

Es bestehen große Bedenken, ob nicht das ganze Bernsteinkapitel fälschlich eingeschoben wurde, obwohl es sich in allen bisher bekannten Handschriften findet. Vor allem eine derartig negative Wirkungsweise bei Nicht-Magen-Darmleiden halte ich in dieser Form für undenkbar. Ein (Tier)Experiment würde bei Hildegard nichts beweisen, weder für noch gegen, da wir im Notfall immer noch einen mystischen Hintersinn vermuten dürfen. Anders liegen die Dinge bei dem zweiten Bernsteinmittel (Hildegards):

»Wem das Harnlassen schwerfällt, nämlich wer nicht Wasser machen kann, der lege einen Tag lang Bernstein in Kuhmilch oder Schafsmilch, nicht aber in Ziegenmilch. Am zweiten Tag nehme man ihn heraus, mache die Milch warm, das heißt lasse sie wallend (sieden). So (warm) mag er sie trinken an fünf Tagen. Es löst in ihm die Harnverhaltung.« (PL 1263 C)

Harnverhaltungen gibt es aus verschiedenen Gründen. Ich könnte mir denken, daß eine Harnsperre bei verschiedenen Vergiftungen gemeint sein könnte, vielleicht auch nach einem kalten Trunk (bei Männern). Blasenentzündungen kommen weniger in Frage und wohl auch nicht Blasensteine, da Blasensteinleiden bei Hildegard ausdrücklich als solche bezeichnet werden. Die Bedenken gegen die Echtheit des ganzen Bernsteinkapitels bleiben auf alle Fälle.

Beryll

Ehe es Chemie gab, gab es schon den Beryll. Nummer Vier im Periodischen System der Elemente, ein zu Legierungen verwendetes Leichtmetall mit niedrigem Atomgewicht, bekam von diesem Stein den Namen Beryllium (Be). Der meist hellbläulich-grünliche Beryll hat mineralogisch-chemisch noch zwei vornehmere Verwandte, den tiefgrünen Smaragd und den blauen Aquamarin, der bei intensiver Blaufärbung (aus Santa Maria in Brasilien) fast genauso hoch bezahlt wird wie der teure Saphir. Übrigens bekam auch unsere Brille vom Beryll den Namen, weil einst Vergrößerungsgläser und später tatsächlich Brillengläser aus ihm geschliffen wurden. Vielleicht beruht darauf eine – aber nicht bei Hildegard – überlieferte angebliche Wirkung des Beryll bei Sehstörungen.

Vom Standpunkt der Hildegard-Medizin könnte man den (mineralogisch) sehr ähnlichen Aquamarin-Stein dem Beryll gleichsetzen, weil dies auch der alten Tradition entspricht und Hildegard den vergleichsweise auffallend schönen Aquamarin nicht einmal erwähnt, wie übrigens auch nicht die Edelsteinstellen der Bibel (Ezechiel, Offenbarung), die immer nur vom Beryll schreiben. Auch nennt man den Beryll einen (fast) farblosen Aquamarin. Der auch zur sogenannten Beryllgruppe gehörende Smaragd wird dagegen neben dem Beryll immer als ein Edelstein besonderer Art aufgezählt. Im Wirkbild bestehen nach Hildegard zwischen Smaragd und Beryll keine Ähnlichkeiten, so daß die Unterscheidung mystisch tiefer begründet sein muß, als es die Mineralogie wahrhaben will. Diese spricht dem »gemeinen« Beryll sogar die Edelsteinqualität ab (3, S. 272): Vielleicht deshalb, weil er reichlicher vorkommt und in Amerika bis zu sechs Meter lange Beryll-Kristalle gefunden wurden.

Nach der Überlieferung wurde dem Beryll, wie gesagt, Wirkung auf die Augen und (als Stein des Jupiter?) auf die (eheliche) Liebe zugeschrieben und gegen Traurigkeit. Von all dem schreibt Hildegard nichts, ebensowenig von sonstigen glückbringenden Kräften. Sie schaut nur die medizinischen Wirkungen und zwar hauptsächlich als Entgiftungsmittel, wenn sie schreibt:

»Sogleich wenn ein Mensch Gift aß oder trank, schabe er vom Beryll etwas (Pulver) in (Quell-) Brunnen-Wasser oder auch in ein anderes Wasser und trinke das sogleich. So an fünf Tagen einmal täglich nüchtern (bei leerem Magen) getrunken, wird er das Gift entweder durch Brechreiz ausspeien oder es läuft durch den Menschen hindurch und verläßt ihn hinten (mit dem Stuhlgang).« (PL 1252 C)

Der Beryll hat es aber in sich! Die Konstanzer Apotheke hat drei hydraulische Pressen beim Versuch, den Beryll zu pulvern, verdorben, weil dieser Stein dafür zu hart war. Man wird jedenfalls gut tun, dieses Pulver für den Notfall vorrätig zu halten. Nie verwendet die Hildegard-Medizin sonst ein Edelstein-Pulver als einzig und allein hier, während man früher in der Praxis fast alle Edelsteine nur gepulvert verwenden und einnehmen ließ.

Eingenommenes Gift kann sehr wohl Bauchschmerzen und Leberschaden machen. Merkwürdigerweise hatte man diesen Stein einmal im Altertum dagegen empfohlen – aber ausgerechnet diesmal nicht als Pulver, sondern das Trinken von Wasser, in das man den Beryll gelegt hatte. Auch Hildegard-Beryll-Pulver wird ins Wasser »gelegt«. Derartige Gedankengänge müssen in der Beryll-Subtilität liegen und offenbar auch schon früher einmal von einem »Seher« erkannt worden sein, wenn auch nicht die Wirkung gegen Gift. Die himmelweiten Unterschiede der präzisen Hildegardischen Indikation gegenüber den vagen »Bauchschmerzen« machen es auch hier wieder unmöglich, von einer Entlehnung oder einem Abschreiben durch Hildegard zu reden.

Ohne die geringste Beziehung zur damaligen Edelsteintradition ist die zweite Wirkung, die bei Hildegard dem Beryll zugeschrieben wird:

»Wer einen Beryll immer bei sich hat und ihn oft in seiner Hand hält und oft betrachtet, streitet nicht leicht mit anderen Menschen und ist nicht streitlustig, sondern bleibt friedlich.« (PL 1252 D)

Ob es eine Armkette aus Beryll (Aquamarin)-Gliedern auch tut? Bei sich haben und anschauen wird man sie dann gewiß oft. Aber ob das auch dem erforderlichen »Oft-in-die-Hand-nehmen« entspricht? Der Verschluß dieser Armkette müßte daher so konstruiert, aber doch so sicher sein, daß man sie leicht (selbst) abnehmen kann, sie dabei aber nicht leicht von selbst aufgeht. Wer phantasiebegabt ist und trotz aller Gegengründe bei Hildegard Anklang an die Tradition finden will, der mag hier denken, daß bei solcher Beryll-(Ketten)-Sanftmut auch die (eheliche) Liebe ganz gewiß nicht zu kurz kommt.

Eigenartigerweise gibt es auch eine ausgesprochene Beryll-Vergiftung (Fieber, Schleimhautreizung und Lungenentzündung) durch Einatmen von trockenem berylliumhaltigen Staub oder bei Verunreinigung der Wunden mit Berylliumverbindungen. Das gilt sicher vor allem von den chemisch-synthetischen Beryllium-Verbindungen und wahrscheinlich nicht vom Beryllium-Steinstaub und fast sicher nicht von »etwas« Beryllium-Steinpulver im Wasser, wie es bei Hildegard heißt. Immerhin mag ein solcher Hinweis jene entzücken, die Ähnliches mit Ähnlichem kurieren wollen: Beryllium macht Vergiftungen – (etwas) Beryll-Pulver heilt Vergiftungen, wenn man das Mittel sogleich einsetzt. Eine Wirkung gegen chronische Vergiftungen ist wohl kaum anzunehmen.

Hildegard wäre nicht »Hildegard«, wenn in ihrem Edelsteinbuch nicht auch beim Beryll seine »Entstehung« unter mystischen Bildern geschildert würde:

»Beryll ist warm und wächst an (den) einzelnen Tagen zwischen der dritten Tagesstunde und zwischen der Mittagszeit aus dem Schaum des Wassers, wenn ihn (den Schaum) die Sonne stark anstrahlt. Seine Kraft stammt mehr von der Luft und vom Wasser als vom Feuer, aber doch ist er etwas feurig.« (PL 1252 C)

Wir haben hier alle vier klassischen Elemente beisammen: Feuer, Luft, Wasser und Erde (Tageszeit!), worunter fast sicher elektronisch-atomare Kräfte zu verstehen sind, deren jedes zum Werden des Beryll das Seine beiträgt. Auch die Mineralogie und Geologie hat eine Theorie der Entstehung dieses Edelsteines entwickelt, wobei ebenfalls Feuer, Wasser und Erde eine Rolle gespielt haben sollen. Man nimmt an, daß unter anderem »bei der Edelsteinbildung in den eruptiven (Feuer!)Gängen und Spalten der Erde Bestandteile von Ergußgestein durch heiße Wässer(!) gelöst wurden, so daß ... Hohlräume entstanden ...« (3, S. 111), in die andere Kristallisationsmassen eindrangen und auskristallisieren konnten. Der Hildegardische Ausdruck »Schaum des Wassers« (*spuma aquae*) könnte ohne weiteres mit »Emulsion« (Mutterlösung für Kristallbildung) übersetzt werden. Theorie hier wie dort, nur daß wir zur Hildegardischen Theorie (= Schau) den Schlüssel noch nicht haben.

Chalzedon

Wie wenig die hochentwickelte moderne Mineralogie den geheimnisvollen Wirkungen der Edelsteine gerecht wird, beweist sehr schön das Beispiel der Chalzedonsteine. Wenn man, wie das die Mineralogen jetzt machen, alle jene Steine als »Chalzedon« ansieht, die als feinkristalline Quarzarten von mattem oder wachsartigem Glanz durch Auskristallisieren der Kieselsäure in Spalten oder Hohlräumen der Gesteine oder bei der Umwandlung von Sedimentgestein »entstanden« und durch Metallsalze viele schöngefärbte Varietäten bilden, dann gehören von diesem Standpunkt aus zum Chalzedon auch noch Chrysopras, Jaspis, Carneol, Prasem und Sarder, ja sogar die Achate und mit ihnen Onyx und Sardonyx!

Nein, so geht das nicht. Alle die anderen genannten acht Edelsteine, die heute zur Chalzedon-Gruppe gezählt werden, haben in der Hildegard-Medizin ein jeweils völlig verschiedenes Kraftfeld und Ursprungsprinzip und wurden jahrtausendelang auch immer als Edelsteine eigener Art betrachtet. Wir dürfen uns nicht von dieser mineralogischen Pseudoexaktheit verwirren lassen. Für uns ist nur der zart graublaue Edelstein dieser ganzen Gruppe ein Chalzedon im engeren Sinne. Wohl lassen wir uns durch das Mikroskop erklären, wie seine milchige Trübung durch die mikroskopfeinen Fäserchen im Stein zustande kommt und dadurch seine relativ leichte Färbbarkeit. Seine im Edelsteinbuch beschriebenen Kräfte über die menschliche Zunge bleiben dennoch unbegreiflich.

Der Apostel Jakobus nennt in seinem Brief die Zunge »ein nimmermüdes Übel voll tödlichen Giftes, das kein Mensch zu bändigen vermag« (Jak. 3,8). Was muß dieser Heilige für Erfahrungen gemacht haben! Er meint vor allem, »jeder sei schnell zum Hören bereit, langsam zum Reden und noch langsamer zum Zorn« (Jak. 1,19). Hier schaltet sich der Chalzedon ein, wenn wir bei Hildegard lesen:

»Wenn ein Mensch diesen Chalzedonstein trägt, so soll er (es so einrichten, daß) dieser seine Haut berührt und, wenn möglich, über eine Ader (Vene) des Körpers zu liegen kommt. Jene Ader und damit das Blut nehmen Wärme und innewohnende Kraft dieses Steines an und übertragen dessen Kräfte in die anderen Adern und ins übrige Blut.
Auf diese Weise wendet jener Stein Krankheiten vom Menschen ab und verleiht ihm eine ganz starke Einstellung gegen den Jähzorn, wodurch sein Verhalten so friedfertig wird, daß sich kaum jemand finden dürfte, der ihn durch Ungerechtigkeit beleidigen und ihn zum Zorn verleiten könnte, auch nicht zu einem gerechten.« (PL 1258 A)

Die Krankheiten, vor denen der Chalzedon auf diese Weise schützt, sind die Zornkrankheiten. Der Zorn wird an seiner Wurzel, bei der Grundstimmung des Menschen gepackt, und die Zornader schwillt nicht mehr so leicht an. Nach Hildegard (Ursachen und Behandlung) führt der vollendete Zornausbruch zu Krankheiten durch Selbstvergiftung mit einem beschriebenen Zornstoff. Auch wenn es noch andere Hildegardmittel gegen den Zorn gibt, zum Beispiel eine Kastaniensauna gegen den »rheumatischen« Zorn, so wird ein aus Chalzedon-Gliedern bestehendes Armband nicht nur als Modeschmuck bei solchen Menschen den Zweck erfüllen. Durch den mehrgliedrigen Chalzedon-Armreif dürfte die Bedingung erfüllt sein, daß einer von den Steinen auf eine Ader zu liegen kommt.

Man könnte aber auch gleichzeitig damit eine weitere Möglichkeit verbinden, dem Chalzedon auch noch seine zweite Kraft zu entlocken, denn

»... wer sich Redegewandtheit wünscht und die Kunst, beim Reden seine Worte richtig zu setzen, der nehme den Chalzedon in seine Hand und hauche ihn mit seinem Atem an, damit er sich dadurch feucht beschlage. Dann lecke er mit seiner Zunge (diese Feuchte) ab, und er wird den Menschen beharrlicher Rede und Antwort zu stehen wissen.« (PL 1258 B)

Diese Anwendungsweise kennt die Tradition bis Hildegard nicht, auch nicht das zu Hildegards Zeiten gebräuchlichste Steinbuch des Marbod von Rennes. Ganz allgemein aber hatte man in gewissen Kreisen schon eine Ahnung davon, daß der Chalzedon mit der Redekunst zusammenhängen müsse. Man traute nämlich den Trägern eines Chalzedon zu, einen Prozeß zu gewinnen (Damigeron). Auch der Hofapotheker des Maharadschas von Jaipur war 1947 noch der Meinung, daß man »mit einem Chalzedon in der Tasche keinen Prozeß verlieren kann«. (1, S. 44) Zum Gewinnen eines Prozesses gehörten ganz gewiß (auch früher schon) kaltes Blut (Chalzedon!) und eine gute Zunge. Auch Beda verheißt dem Chalzedon-Träger eine »Leuchte im Reden« (*lucens in sermone*) zu sein oder zu werden. Das Tragen allein aber verhilft nach Hildegard nicht dazu! Man muß ihn auch anhauchen und ablecken. Dies kann bei dem Tragen eines Chalzedon-Armbandes ganz gewiß leicht geschehen, und ich meine nicht, daß man ihn dazu noch eigenes in die Hand nehmen muß, wie Hildegard wörtlich schreibt.

Ob der Stein seinen Namen wirklich nach der kleinasiatischen Stadt Kalchedon trägt oder nach der alten Bezeichnung Karthagos (Karchedon)? Ebensowenig wissen wir, was Hildegards mystischer Text vom Ursprung, der Quelle aller Chalzedon-Kräfte, meint, wenn sie schreibt:

»Der Chalzedon wächst (entsteht), wenn die Sonne abends bereits versunken und die Luft noch etwas warm ist. Seine Wärme bezieht er mehr aus der Luft als von der Sonne. Er hat gute Kräfte.« (PL 1257 D)

Gute Kräfte haben an sich alle Edelsteine, doch könnte man hier die »guten Kräfte« dahin deuten, daß der Stein zu etwas besonders Gutem verhilft; zur Befreiung vom ängstlichen Sorgen, zur Geduld, »die zu jeglichem vollkommenen Werk nötig ist.« (Jak. 1,4)

Chrysolith

Es wäre billig, die Edelsteinwirkungen auf eine Strahlung oder »Aura« zurückzuführen. Solange es keine
exakten Meßmethoden dafür gibt, werden diese Vorstellungen zum beliebten Tummelplatz der Fantasie.
Damit wäre alles und nichts erklärt. Wie wenig uns
damit gedient wäre, erkennen wir gerade am Beispiel
des Chrysolith und seinen Wirkungen. Dabei stehen
wir noch vor einer großen Schwierigkeit: Die alten,
antiken Vorstellungen vom Chrysolith stimmen
durchaus nicht mit unseren heutigen überein. Wir
wissen nicht ganz sicher, ob der an allen drei
einschlägigen Bibelstellen genannte Chrysolith
(Ezech. 28,13; Off. 21,19; II. Mos. 28,16) unseren heutigen Chrysolith meint. Immerhin besteht die Wahrscheinlichkeit, daß Hildegard jenen Edelstein darunter verstand, der auch heute mit diesem Wort
bezeichnet wird, denn schon im Mittelalter gab es
eine berühmte Chrysolith-Fundstelle in Böhmen. Erst
später entdeckte man Chrysolith-Einschlüsse in
Meteoriten, worüber sich die Forscher sehr wunder-
ten. Bei den Römern hatte man ihn auf einer Insel
namens Topazos gefunden, weshalb eine Namens-
verwechslung mit Topas vorkam. Man rechnet den
Chrysolith zu den durchsichtigen Olivinarten; er
heißt in Frankreich mit dem alten Namen Peridot.

Diese Bezeichnung könnte auf das arabische Wort faridat zurückgehen, und dies heißt überhaupt nur Edelstein.

Welche Kräfte die Überlieferung dem Chrysolith zuschreibt, hat mit Hildegard nichts zu tun. Weder kennt sie ihn als Monatsstein, noch gegen Darmkrankheiten, noch gegen Augenkrankheiten, noch gegen Fallsucht. Auch kennt sie nicht jene Anwendungen der römischen Magier, die ein Eselshaar durch ein Loch im Chrysolith zogen und ihn am linken Arm tragen ließen, damit kein Dämon schaden könne. Noch zur Zeit Hildegards empfahl ein »Steinkenner« (Saxo) den Chrysolith, in Gold gefaßt, als Ring ausgerechnet an der linken Hand zu tragen, damit er Dämonen und Nachtgespenster, Melancholie und Torheit vertreibe. (1, S. 157) Was steht zu diesem Thema im Steinbuch Hildegards?

»Auch die Geister in den Lüften schrecken vor diesem Stein etwas zurück ... weil sie alles hassen, was wohl zusammengesetzt und geordnet ist.« (PL 1256 D und A 9 der Basler Ausgabe nach dem Text der Wolfenbütteler Handschrift)

Von den »Geistern in den Lüften« schreibt auch Paulus: »Unser Kampf geht nicht gegen Fleisch und Blut, sondern gegen die Mächte, gegen die Gewalten, gegen die Weltbeherrscher dieser Finsternis, gegen die bösen Geister in den Lüften ...« (Eph. 6,12). Was wir als Föhnlaune, Wetterempfindlichkeit oder sonstige klimatische Einflüsse ansehen, kann den bösen Geistern als Vehikel dienen zur Beeinflussung der Menschen. Die kosmische Störung ist da, der böse

Feind kann sie benützen. Doch hüte man sich, zuviel von dem mechanischen Tragen der Edelsteine zu erwarten. Eine herzhafte Beichte kann bleibendere Hilfe schaffen als jeder Stein.

Diese gute Zusammensetzung hat der Chrysolith dadurch, daß er »die Kräfte aus sieben Tagesstunden besitzt sowie auch in diesen (Tagesstunden)«. Wir wissen nicht, wie Hildegard zu diesen Angaben kommt, weil sie bei dem Entstehungsmodus des Chrysolith in ihrer mystischen Weise nichts darüber schreibt:

>»Der Chrysolith wächst aus der Wärme der Sonne und aus der Feuchte der Lüfte nach der Mittagszeit bis zur neunten Stunde des Tages. Die ihm innewohnende Kraft ist fast lebendig, so daß ein neugeborener Vogel oder ein anderes Tier, wenn der Chrysolith daneben liegen würde, durch seine Kräfte so gefestigt wird, daß es bereits vor der Zeit zu laufen beginnt.« (PL 1256 C)

Wenn dieser Stein den Termin des Laufenkönnens so beschleunigt, dann wäre sogar auch an eine Wirkung gegen Rachitis (und andere Entwicklungshemmungen) zu denken, wo die Kinder sehr spät laufen lernen. Warum erwähnt der Hildegardtext eine Heilwirkung nur bei Tieren? Obwohl wir Ärzte die Rachitis gut im Griff zu haben meinen, wäre es doch möglich, durch Einstreuen von Olivinpulver in das Bett von Kleinkindern den Entwicklungsvorgang zu begünstigen. Ob es auch im späteren Leben bei Entwicklungsgestörten noch etwas bringen könnte? Jedenfalls kann der Stein auch sonst noch einiges:

»Dieser Stein stärkt die Erkenntnis des Menschen, der ihn bei sich trägt. Ein Mensch, der eine gute Erkenntnis und Kunstfertigkeit besitzt, lege also diesen Chrysolith über sein Herz, und solange er dort ruht, nehmen Erkenntnis und Kunstfertigkeit in ihm nicht ab.« (PL 1256 D)

Es fällt mir auf, daß der Chrysolith die Erkenntnis und Kunstfertigkeit nur erhält, wenn sie schon im Menschen vorhanden ist. Das entspricht auch dem vorhin genannten »festigen«. Wenn der Wortlaut richtig überliefert ist, dann verstehe ich das so, daß der Chrysolith gegen Ermüdung und Leistungsabfall schützt. Außer gegen diese mehr psychosomatischen Einwirkungen hilft der Chrysolith aber auch gegen ausgesprochene Krankheiten:

»Wer ein Fieber hat, erwärme Wein, halte einen Chrysolith darüber, damit sich die aufsteigenden Dämpfe und sein Schwitzen jenem Wein beimischen. Diesen Wein trinke er also warm und er nehme auch den Stein durch eine kurze Stunde (Weile) in seinen Mund. Das mache er oft, und es wird ihm besser.« (PL 1256 C)

Das Kondenswasser, das sich von den aufsteigenden Weindämpfen auf dem Chrysolith niederschlägt, ist dessen eigenstes Produkt und müßte einen besonderen Charakter haben. Wir wissen heute, daß Wasser nicht gleich Wasser ist. Man hat unter anderem aus gewöhnlichem Wasser schweres Wasser abzutrennen gelernt. Wahrscheinlich kommen noch mehrere solche (physikalisch) veränderte Wasserkörper

58

vor. Nach Hildegard kommt zum Beispiel dem Wasser des Taues eine besondere (Wachstums-)Kraft zu. Wohlwollende Forschung findet hier noch ein ungeheures Arbeitsgebiet, wenn man hinter den Hildegardtexten mehr als Phantasie und Wortspielerei erkennt. Der bedampfte Stein wird offenbar dann in den Wein gelegt oder sein Kondenswasser tropft in den Wein ab, wenn die Mischung in dem zu trinkenden Wein enthalten sein soll. Andernfalls würde im Text vom Abschlecken des bedampften Steins die Rede sein. Dies ist nur eines der vielen Fiebermittel Hildegards. Die genaue Indikation kenne ich nicht. Etwas leichter scheint mir die Erklärung der Chrysolithwirkung gegen Herzschmerzen:

»Wer Herzweh hat, der benetze diesen Stein mit Olivenöl und streiche mit dem vom Öl benetzten Stein über die schmerzende Stelle, und es wird ihm besser gehen.« (PL 1256 D)

In diesem Fall meine ich die Herzschmerzen zu erkennen. Wir haben oben von Beziehungen dieses Steines zu »Erkenntnis und Kunstfertigkeit« gehört und wie der Chrysolith imstande ist, die Leistungsfähigkeit und Ausdauer solcher Menschen zu erhöhen. Offenbar sind diese Leute gefährdet durch Ehrgeiz und Überforderung ihrer Kräfte. Das dadurch gestreßte Herz macht Schmerzen. Jeder Arzt kennt das. Die Wolfenbütteler Handschrift fügt an dieser Stelle dem Text noch hinzu, man soll den (von Öl) triefenden Stein einen Tag und eine Nacht lang über den Nabel festbinden, weil ... das die Haut eines derart leidenden Menschen wie eine gute Salbe durchdringt und solches Leiden beseitigt. Eine weitere Handschrift aus Brüssel ändert dahingehend, daß man dies nur machen soll, wenn der Streß sich auf den Bauch geschlagen hat. Ich bin gespannt, wie die neu aufgefundene, noch nicht verarbeitete Handschrift von Florenz diese Stelle bringt.

Chrysopras

Braucht man für die Hildegardmedizin einen Sonderglauben? So fragte mich erst kürzlich nach einem Vortrag die Fachlehrerin für Chemie an einer Hauswirtschaftsschule. Ich habe schon beim Chalzedon darauf hingewiesen, daß unser heutiges Chemiewissen nicht genügt, um auch nur eine Steinwirkung bei Hildegard zu erklären. Alle Edelsteine der Chalcedongruppe »sind« (vom Standpunkt der Chemie aus) nichts anderes als Quarz, Siliciumoxyd, SiO_2, eine Formel, die auch für einen einfachen Kieselstein gilt. Die Mineralogen billigen der Chalzedongruppe, zu der auch unser Chrysopras gehört, noch eine feinstfaserige, fast poröse Kristallstruktur zu. Wegen seiner »apfelgrünen« Farbe legt man noch Wert auf seinen Anteil an Nickel-Metall, das aber erst seit 1751 beziehungsweise 1804 erkannt wurde. Warten wir noch einmal zweihundert Jahre. Vielleicht ist dann die Wissenschaft so weit, zu erkennen, was den Chrysopras zum Chrysopras macht. Sicher ist es nicht seine Zugehörigkeit zur Chalzedon-Quarz-Gruppe und fast sicher auch nicht sein Nickelgehalt.

Oder doch? Soweit ich sehe, findet sich außer beim Chrysopras sonst kein (bekannter) Edelstein mit Nickelgehalt. Das wäre schon etwas, eine tolle Entdeckung, wenn jedem bei Hildegard genannten Edelstein ein eigenes chemisches Element zugrunde läge, wie etwa das Beryllium dem Beryll (und Aquamarin), oder wenigstens eine besondere Kombination chemischer Elemente, wie zum Beispiel im Smaragd (Beryllium und Chrom).

Das Besondere, die Subtilität, müßte grundsätzlich aus der jeweils anderen mystischen Formulierung Hildegards über die Entstehungsweise (Wachstumsformel) zu entnehmen sein. Aber wer wird den Schlüssel dazu finden, wenn es beispielsweise vom Chrysopras heißt:

»Der Chrysopras wächst zu der Stunde, wenn sich die Sonne schon ganz zurückgezogen hat und Luft und Wasser mehr eine trübe und grünliche Färbung annehmen. Deshalb hat dieser Stein die Kraft jener Nächte, wenn der Mond durch die Sonne sehr stark geworden ist, nämlich halb und noch nicht voll. Seine große Kraft hat er aus einer gleichmäßigen und temperierten Wärme; er ist nicht allzu warm, sondern eben gemäßigt.« (PL 1258 B)

Nach einem anderen Hildegardbuch übernimmt der Mond beim Zunehmen von der Sonne gewisse Strahlungskräfte, die er beim Abnehmen wieder in den Kosmos ausstrahlt. Die Steine, Edelsteine und Halbedelsteine, konservieren, fixieren in sich gewissermaßen eine bestimmte kosmische Situation, in diesem Falle die Zeit um das erste Viertel(Halbmond). Diesem kosmischen Augenblick verleiht der Chrysopras Dauer. Man sollte nicht darüber lächeln, auch wenn unsere Forschung da noch nicht mithalten kann.

Was für ein Stein der antike Chrysopras war, ist nicht mehr genau auszumachen. Wörtlich bedeutet Chrysopras goldenlauch(-grün). Wir können nur hoffen, daß der bei Hildegard unter diesem Namen beschriebene Stein unserem Edelstein Chrysopras entspricht. Jedenfalls wurde er schon im 14. Jahrhundert in Schlesien gefunden. Man hat von dort ganze Chrysopras-Platten nach Prag geführt, um damit die berühmte Kapelle des heiligen Wenzel auszustatten.

Die Tradition kennt nicht sehr viele Chrysopraswirkungen. Albertus Magnus gibt überhaupt keine Wirkung an, und die zeitgenössischen Steinbücher stimmen nicht mit Hildegard überein, die erstaunlich viele Heilwirkungen angibt:

»Wenn ein Mensch an irgendeinem seiner Glieder von Gicht geplagt wird, der lege darüber auf die bloße Haut einen Chrysopras, und die Gicht wird vergehen«. (PL 1258 B)

Das Wort Gicht gebraucht Hildegard auch für rheumatische Beschwerden, wie denn auch die Medizin Gicht und Rheuma lange Zeit nicht trennte. Ob wirklich ein grundlegender Unterschied in der Krankheitsentstehung zwischen beiden doch sehr ähnlichen Leiden besteht, möchte ich nach Hildegard offen lassen. Sehr häufig steht bei Hildegard das lateinische Wort »Paralysis«, das soviel wie Funktions- und Bewegungseinschränkung bedeutet (wörtlich Lähmung).

Nach Hildegard ist »Gicht« auch immer beim Zorn, womit sich der Übergang zur nächsten Heilanzeige zwanglos ergibt:

»Wenn ein Mensch stark zum Zorn gereizt wird, halte er diesen Stein solange an seine Kehle, bis er davon warm wird, und er wird jene zornigen Worte nicht ausstoßen können, bis sich sein Zorn wieder gelegt hat.« (PL 1258 C)

Ich glaub's gerne. Wenn einer noch soviel Kaltblütigkeit hat, in so einer Situation nach dem Chrysopras zu greifen, ist sein Zorn verraucht, bis der Stein warm geworden ist. Bekanntlich genügt auch die Zeit eines Vaterunsers, um den Zornanfall vorübergehen zu lassen.

Die folgenden Stellen finden sich nicht in allen Hildegard-Handschriften, doch klingen sie mir hildegardisch genug, um sie meinen Lesern nicht vorzuenthalten. Es wird freilich nicht viele unter uns geben, die Lust haben, davon Gebrauch zu machen:

»Wenn sich dieser Stein an einem Ort befindet, wo Gift, tödliches Gift, vorhanden ist, verliert es seine Stärke, so daß es schwach wird wie gewöhnliches Wasser, also unwirksam, und sich seine Wärme in die Schwächung hinein verliert und somit weniger schadet.« (PL 1258 C)

Da müßten doch Experimente fällig sein! Aber Vorsicht, würde Walter Nigg sagen, denn ich kenne schon jemanden, der zwar nicht mit einem Chrysopras, aber mit einem anderen Anti-Giftstein (Topas) die Probe gemacht hat und ganz entrüstet ausrief: »Das stimmt ja gar nicht!« Sachte, sachte! Was Hildegard schreibt, stimmt. Der Fehler muß beim Experimentator gelegen haben. Es gibt da viele Möglichkeiten von Täuschungen. Unter anderem könnte sogar das Schriftwort gelten: Du sollst Gott, deinen Herrn, nicht versuchen! Bosheit könnte an der Weisheit Gottes durchaus scheitern, etwa im Sinne des »nisi Deus nolit«, wie ich es in meinem Buch *Das Wunder der Hildegard-Medizin* erklärt habe. Ich bin überzeugt: Gott schaut auf seine »Hildegard« und sieht zu, was wir damit machen.

In diesem Falle ist sicher ein in Wasser oder einer anderen Flüssigkeit enthaltenes Gift gemeint, sonst wäre der Hinweis auf das Wasser kaum verständlich. Ob man daraus in unseren Tagen einen praktischen Nutzen gegen verschmutztes Wasser ziehen kann? Solche Mengen von Chrysopras gibt es sicher nicht, die man dazu bräuchte, aber der eine oder andere könnte schon in Situationen kommen, wo ihm das nützt. Dabei möchte ich noch daran erinnern, daß Gift (*venenum*) bei Hildegard auch Infektionskeime bedeuten kann.

Eindeutiger ist die Diagnose bei dem nächsten Chrysoprasmittel gegen die »Hinfallende Krankheit«. Damit meint das Mittelalter und der Hildegardtext immer die Epilepsie, die sogenannte Fallsucht.

»Ein Mensch, der an der hinfallenden Krankheit leidet (Epilepsie), habe immer einen Chrysopras bei sich, und dieses nächtliche Übel (*nocturna pestis*), nämlich die Fallsucht, behelligt ihn weniger, weil die Geister der Lüfte um ihn indessen ihr Gaukelspiel nicht treiben können, ohne daß der Leidende aus seinem Mund Schaum auswirft.« (PL 1258 C)

Wie das Lehrbuch der Hildegard-Medizin (Ursachen und Behandlung) bei dem Thema Epilepsie berichtet, bestehen sowohl bei Epilepsie als auch bei der Schizophrenie neben der rein medizinischen Seite offene Türen für die Einflußnahme böser Geister. Hildegard erwähnt dies ausdrücklich nur bei diesen zwei Krankheiten. Der Text des Steinbuches weist an dieser Stelle eine Unklarheit auf. Ich habe die wahrscheinlichste Variante gewählt und nehme an, daß der Kranke mit dem Mund schäumt, ohne einen eigentlichen Anfall zu bekommen. Beim gewöhnlichen epileptischen Anfall tritt der Schaum vor dem Mund im Zusammenhang mit dem Krampfanfall auf.

Der Übergang zur nächsten Chrysopras-Wirkung ergibt sich zwanglos. Böse Geister spielen hier wie dort eine Rolle. Wir sagen atmosphärisch, Hildegard schreibt Luftgeister. Es kommt auf das gleiche heraus, wenn unsichtbare Kräfte der Umgebung am Werk sind. Wissen wir denn, ob nicht den unsichtbaren Geistern bestimmte Wellenlängen zugeordnet sind? Besessenheit gibt es. Hier ist sicher echte Besessenheit gemeint, ohne Hirnerkrankung, denn im Lehrbuch der Medizin weist Hildegard ausdrücklich darauf hin, daß es eine Reihe von Hirnkrankheiten gibt, bei denen ihre Zeitgenossen fälschlich von Besessenheit reden. Andererseits erklärt sie aber auch, daß sich bei gewissen Hirnkranken nicht selten teuflischer Einfluß hinzugesellt. Wenn auch die Wissenschaft darüber noch lächelt, so meine ich, aus meiner Erfahrung solche Fälle zu kennen. Hildegard selbst hat Besessene geheilt, wie berichtet wird, doch nie hat sie eines der in ihren Büchern angegebenen Mittel benützt, sondern immer nur ihre, durch die Heiligen verliehene charismatische Gabe der Wunderheilung eingesetzt. Solche persönlich verliehene Gnadengaben, wie sie auch die Bibel kennt, können noch verstärkt werden durch Gebet und Fasten der Exorzisten. Das rein medizinische Steinbuch benützt ausschließlich Naturkräfte. Als Besonderheit bei Hildegard finden sich gerade in diesem ab und zu Beschwörungsformeln. Hildegard schreibt:

»Wenn ein Mensch vom Teufel besessen ist, so gieße man ein wenig Wasser (über den Chrysopras) und spreche dabei:
Oh Wasser, ich gieße dich über diesen Stein mit jener Macht, durch welche Gott die Sonne mit dem Lauf des Mondes verknüpfte!
Und dieses Wasser sollst du dem Besessenen zu trinken geben, auf welche Weise es dir immer nur möglich ist; denn er trinkt es nicht gern. An jenem ganzen Tag wird der Teufel in ihm gequält und immer schwächer und übt dann seine Kräfte in ihm nicht so aus, wie er vorher getan. So verfahre an fünf Tagen. Am fünften Tag aber mache mit diesem Wasser, das du über den Stein gegossen, ein dünnes Brötchen, ein Dürrbrot (Waffeln, Oblaten, Matzen, Zwieback) und gib es ihm zu essen, auf welche Weise du es kannst. Wenn der Luftdämon kein bösartiger ist, wird er von jenem Menschen weichen.
Auf folgende Weise kann man erkennen, ob der Luftdämon harmlos oder bösartig ist: Wenn der Mensch gerne lacht und andere Menschen freundlich, das heißt holdselig ansieht, auch wenn er

zwischendurch ab und zu mit den Zähnen knirscht und griesgrämig ist, dann ist dort ein gutartiger Luftgeist da. Wenn aber der (besessene) Mensch nur widerwillig spricht, wenn er lieber schweigt und nicht gerne lacht, und wenn er die Hände stark verkrampft und Schaum vor dem Mund hat, dann ist der Dämon bitter und heftig. Gegen so einen bösartigen Dämon nützt dieser Stein zum Austreiben nicht viel. Doch auch er wird in jenem Mensch (dadurch) geplagt und es macht ihn schwach. Doch um ihn auszutreiben, braucht man eine andere Methode, wenn es Gottes Wille ist.« (PL 1258/59)

Die Wolfenbütteler Handschrift weist hier eine Ergänzung auf, die ich auch für echt halte. Dort steht:

»Weil die gute temperierte Kraft des Chrysopras die untemperierten Säfte dieser *Krankheit* mildert und auch die bösen Geister vor seiner Temperanz sich scheuen; denn sie lieben über alles nur die untemperierte Unmäßigkeit.«

Man beachte, daß der Wolfenbütteler Text die Besessenheit ausdrücklich als Krankheit bezeichnet.

Diamant

Über den berühmten Diamant, den König der Steine, schreibt der Hildegard-Text nicht viel mehr als über den vergleichsweise billigen Chrysopras. Gott sieht eben nicht auf das Aussehen »der Person«. Das Steinbuch Hildegards nennt den Diamanten auch keineswegs an erster Stelle, sondern schon fast gegen Schluß; sie weist ihm (seinem Werdeprinzip nach) nicht einmal eine bestimmte Stellung im Kosmos oder unter den Tagesstunden zu. Im übrigen verfährt auch die Bibel ähnlich. An keiner der klassischen Bibelstellen findet sich der Diamant angeführt! Ein Edelsteinkenner (Calay) zweifelt »ob das Altertum den allerhärtesten der Steine, unseren Diamanten, überhaupt kannte«. (3, S. 201)

Um so einmütiger sind die modernen Edelsteinmagier in ihrer Behauptung, den Diamanten als Stein für den April beziehungsweise das Tierkreiszeichen Widder (22. März bis 21. April) zu reklamieren. Warum? Sicher nicht wegen der ersten weißen Blüten oder dem weißen Ostern (Holstein). Schon eher gefällt mir der Hinweis auf den Führungscharakter des Widder-Zeichens. Die Astrologen beginnen das Jahr mit dem Widder, weshalb auch der Dichter Weinheber den Widder-Typ so charakterisiert: »... als Führer schaflicher Herden ...« Ganz allgemein bringt man mit dem Diamantenbesitz Macht, Vermögen, Charakter, Festigkeit in Verbindung – alles Führerqualitäten. Nichts dergleichen bei Hildegard.

Der Name Diamant stammt aus dem griechischen und heißt soviel wie »der Unbezwingliche«. Die Griechen gebrauchten das Wort nicht für den Stein, sondern für das härteste Metall, den Stahl. Weil man mit den Diamanten sogar in Stahl gravieren kann, der noch härter ist als der Stahl, übertrug man schließlich das Wort »unbezwinglich« auf das wirklich Allerhärteste, den Diamantstein. Übrigens hieß auch der Magnetstein im Mittelalter Diamant. Die französische Sprache hält noch mit dem Wort für den Magneten (aimand) diese Überlieferung wach. Interessanterweise wird der Diamant durch Reiben wirklich magnetisch (positiv-elektrisch).

»Tatsächlich ist der Diamant unvorstellbar härter als die besten Hämmer und Ambosse«. (4, S. 201). Wir verstehen, wenn Plinius (37,55–59) schreibt: »Den größten Wert, nicht nur unter den Edelsteinen … hat der Diamant, lange nur den Königen und auch nur wenigen bekannt … Diamanten erkennt man auf dem Amboß, indem sie den Schlag derart zurückprellen, daß der Hammer entzwei springt und selbst Ambosse bersten. So ungeheuer ist die Härte. Zudem besiegt seine Art das Feuer: er ist nicht erwärmbar …« (4, aaO.) Das letztere kann ich mir nicht vorstellen. Vielleicht meint Plinius, daß der Diamant nicht schmelzbar, verbrennbar oder sonstwie durch Feuerhitze beeinflußbar sei. Das trifft übrigens für den aus reinem Kohlenstoff bestehenden Diamant nur bei Luftabschluß zu. Im Beisein von Sauerstoff verbrennt bei entsprechender Hitze auch der Diamant.

Es gibt aber ein Mittel, um nach der Überlieferung den härtesten »Stein« zu zerbrechen: Das Blut vom Ziegenbock, wie schon der Römer Plinius beschreibt. Albert der Große (100 Jahre nach Hildegard) schreibt etwas Ähnliches und fügt noch hinzu: »Er (der härteste Stein) wird aufgelöst und weich durch das Blut und das Fleisch des Bockes, besonders wenn der Bock vorher etwas Wein und Petersilie getrunken hat …« (4, aaO.). Na also. Man lasse den Bock vorher vom berühmten Herzwein (Petersilie-Honig-Wein) trinken …

Aber ich will dem gelehrten Albert nicht Unrecht tun, denn er führt uns auf die Spur, wie so etwas Absurdes vom Diamant behauptet werden konnte. Er schreibt nämlich an der gleichen Stelle: »Das Bocksblut hilft auch den an Blasenstein Erkrankten zum Brechen des Steines.« Jetzt ist alles klar. Der härteste Stein (im Menschen!), der Blasenstein, aber nicht der Diamant, kann durch Blut-Medizin zerbrechen. So ganz unmöglich ist das gar nicht, weil sich auch nach Hildegard ein Mittel gegen Blasensteinleiden aus Blut (vom Jungstier) herstellen läßt.

Wenn es nicht der Diamant wäre, der von aller Welt als Symbol des Reichtums Gepriesene, würde dieser Stein nach Hildegard überhaupt nicht auffallen. Zwei einfache Heilkräfte und drei sonstige Wirkungen sind bei ihr für einen Stein nichts besonderes. Viele andere Edelsteine können mehr. Die Anwendung gegen Krankheit steht am Schluß. Zuerst heißt es:

»Es gibt Menschen, die ihrem Wesen nach und auch unter teuflischem Einfluß böswillig sind und darum auch gerne schweigen. Wenn sie aber reden, haben sie einen bohrenden Blick und geraten manchmal außer sich, wie wenn sie vom Wahnsinn gelenkt würden; sie besinnen sich aber rasch wieder. Solche Leute sollen oft, oder noch besser fast dauernd, einen Diamant in den Mund nehmen. Die Wirkung dieses Steines ist so groß und kräftig, daß er Bösartigkeit und das Böse auslöscht, welches im Menschen steckt.« (PL 1261 CD)

Die Wolfenbütteler Handschrift fügt hinzu:

»Der Diamant hat nämlich ein strenges und gar starkes Feuer in sich, wovon dieser Stein so große Härte erhält, daß sie nur schwer gebrochen wird. Daher erweicht die Härte in ihm jene Härte menschlicher Gesinnung..., wenn seine feurige Wärme, beigemischt der Speichelwärme, jenen Menschen von innen her anrührt.

Die menschliche Rede und noch mehr der menschliche Gesang gelten nach Hildegard als höchste Form der Gottesverherrlichung. Boshaftes Schweigen kommt Gottesverleugnung gleich. Diesen bohrenden Blick habe ich bei einem Süchtigen beobachtet, bei dem oft auch die Sprachlosigkeit auffällt. Ähnliches beobachtet man auch bei sexuell Pervertierten. Genau die gleiche Anwendungsweise hilft auch,

»... wenn ein Mensch fanatisch (*freneticus*) und lügnerisch und jähzornig ist, behalte er diesen Stein sozusagen immer in seinem Mund, und durch die Kraft des Steines werden solche Übel abgewendet.« (PL 1261 D)

72

Man bräuchte also unsere Berufsrevolutionäre nur mit der nötigen Zahl von Diamanten zu versehen. Ich vermute, sie wären damit einverstanden. Zudem hilft er noch fasten:

»Wem das Nüchternsein schwerfällt, der nehme diesen Stein in den Mund, und er mindert den (Heiß?) Hunger, so daß man um so länger den leeren Magen aushält.« (PL 1261 D)

Das könnte den Frommen, die gerne fasten möchten, als natürliche Hilfe willkommen sein. Wir wissen heute, daß Unterzucker im Blut eine Art Heißhunger macht. Ob der Diamant auf solche Art (über den Mund-Speichel) bei Zuckerkrankheit etwas bringen könnte, von der man weiß, daß sie in Hungerzeiten so gut wie nie auftritt? Aber auch bei Zwangsvorstellungen oder Süchtigen kann der Diamant als Entziehungsmittel wie beschrieben angewandt werden, zum Beispiel beim Raucher, Alkoholiker oder Drogensüchtigen.

Neben dieser dreifachen Wirkung des Diamanten über die Speicheldrüsen steht bei Hildegard noch eine Anwendung:

»Wer vergichtet ist (arteriosklerotisch) oder einen Schlaganfall erlitten hat, das heißt jenes Angefallensein (pestis), das eine Körperhälfte befällt, so daß er sich nicht bewegen kann (Hämiplegie, Halbseitenlähmung), der lege den Diamanten einen ganzen Tag in Wein oder in Wasser und trinke die darüberstehende (Flüssigkeit), und die Vergichtung wird von ihm weichen, auch wenn sie so stark ist, daß seine (Gelenk-)Glieder zu zerbrechen drohen. Und auch der Schlaganfall (Hildegard schreibt Apoplexie!) wird gemindert.« (PL 1262 A)

Wir kennen mehrere Ursachen eines Schlaganfalls. Eine davon ist die Arteriosklerose, die öfters mit Arthritis (»Zerbrechen der Gelenke«) verbunden ist. Nur beim Schlaganfall eines solchen Kranken hilft das Diamant-Wasser und nicht bei jeder Art von Schlaganfall. Und auch da greift die Diamantenwirkung zuerst bei der Grund-Ursache (»Gicht«, das heißt Sklerosierung) ein und erst dann bei der Halbseitenlähmung, die sie nur »mindert«. Wenn schon die Einwirkung auf die Arteriosklerose in kurzer Zeit nicht erwartet werden kann, so wird man auf die Minderung der Halbseitenlähmung noch länger warten müssen.

Nicht nur Minderung, sondern sogar ausdrücklich Heilung verheißt das Steinbuch Hildegards von der gleichen Diamantanwendung bei Gelbsucht:

»Wer Gelbsucht hat, lege diesen Diamantstein in Wein oder Wasser und trinke das Darüberstehende, und er wird geheilt.« (PL 1262 A)

Ich sehe zwischen den beiden Beschreibungen nur den einen Unterschied, daß im einen Fall die Zeit genannt wird. Das Gemeinsame beider Krankheiten könnte sein, daß sie öfter bei übersättigten Menschen vorkommen als bei den Armen. Jene können sich auch eher einen Diamant leisten.

Manche meinen, daß man nur geschliffene Steine in der Hildegard-Medizin verwenden sollte. Bei Hildegard habe ich aber bisher nichts gelesen, was in diesem Sinne zu verstehen wäre. Hygienisch sauberer wäre ein geschliffener Stein allemal, und man verwende einen solchen, so man ihn hat. Ob man auch einen goldgefaßten Diamant im gleichen Sinn verwenden kann? Gold hat aber nach Hildegard eine Eigenwirkung.

Über die »Geburt« des Diamanten steht bei Hildegard:

> »Der Diamant ist warm und wird von den Bergen der Südgegend geboren, die geschichtet sind (*legechte*) und die auch etwas wie Kristall und glasig sind. Aus diesem Lehm erhebt sich manchmal ein starkes Getöse wie der laute Schall eines Hornes. Und weil dieses (Lärmen) heftig und eindringlich ist, wird der Lehm dieses herumgelagerten Berges gespalten, bevor er allzugroß wird. So fällt der Stein in Wasser nach Art und Größe eines Kiesels. Der Lehm ist an diesen Stellen nachher schwächer als vorher. Wenn hernach die Flüsse zu Überschwemmung anwachsen, tragen sie diesen Stein in andere Gegenden.« (PL 1261 C)

Wir wissen, daß künstliche Diamanten unter starkem Druck erzeugt werden können. Der Hildegardzeit fehlte diese technische Kenntnis, und fast sicher soll mit dem Lärmen das Prinzip hoher Schallwellen = Druckwellen beschrieben sein.

In Übereinstimmung mit dem Hildegardtext entstehen die Diamanten in großen Tiefen unter großem Druck. Die größten Lagerstätten der Erde befinden sich in Südafrika in mehr als 1000 m Tiefe. Unvorstellbarer Druck entsteht aber auch beim Auffalten der Gebirge. Durch Verwitterung und Zersetzung wird der Diamant aus seinem ursprünglichen Gestein losgelöst und vom Wasser fortgeschwemmt. Daher findet man den Diamant sowie auch andere Edelsteine als »Kiesel« weit entfernt von den primären Lagerstätten in Flußläufen als sogenannte Seife, am Kongo, in Brasilien, Australien und Ostindien. Das Diamantkapitel schließt bei Hildegard mit einem Hinweis auf seine Härte:

»Der Diamant ist so hart, daß ihn keine andere Härte übertrifft. Daher dringt er in Eisen ein und graviert. Weil weder Eisen noch Stahl seiner Härte etwas anhaben können, macht er den Stahl noch stärker, so daß er nicht nachgibt noch bricht, bevor er ihn geschärft hat.
Der Teufel ist diesem Edelstein feindlich gesonnen, weil er seiner Macht widersteht, deshalb schaudert der Teufel bei Tag und bei Nacht (vor ihm)«.

Es gibt eine ganze Reihe von fälschlich als Diamant bezeichneten Steinen (Arkansas, böhmische Herkimer, Marmorosch usw.). Da wir aber heutzutage sicher sein können, daß die Juweliere echte Diamanten wohl erkennen können, ist Diamantkauf reine Vertrauenssache.

Hyazinth

Der Hyazinth, ein in der Bibel bei Moses und in der Offenbarung genannter Stein, macht bei der Beschaffung immer wieder Schwierigkeiten. Wir wissen auch nicht, was die Bibel unter dem Hyazinthstein verstand, aber wir tun uns bei der Beantwortung dieser Frage eigentlich leicht. Die hildegardischen Steine müssen ja den Steinnamen der Offenbarung und der Bibel entsprechen, wenn Hildegard durch ihre besondere Gabe aus der Weisheit, aus der Erkenntnis des heilen Urmenschen, schöpfen konnte. Was die Alten und die europäische Tradition im allgemeinen oft als Hyazinth bezeichneten, ist für uns weitgehend unbrauchbar, weil es auf Bearbeitung arabischer, hebräischer und lateinischer Quellen beruht, die die Steine der Korundgruppe (Rubin, Saphir) auch als Hyazinth bezeichneten. Der älteste Fundort, der bis heute einen charakteristischen Hyazinthstein liefert, ist Ceylon. Ich neige zu der Ansicht, daß der auf dem seltenen Element Zirkonium aufgebaute Hyazinth wohl der richtige sein muß, während ein als ceylonischer Hyazinth bezeichneter Hessonit (ein Kalk-Tongranat) nicht damit verwechselt werden darf.

Ausgerechnet diesem Stein, der verhältnismäßig unbekannt ist, schreibt Hildegard weit mehr Kräfte zu als dem Diamanten:

»Wenn ein Mensch an einer Beeinträchtigung seines Augenlichtes leidet, oder wer trübe und geschwürige Augen hat, der halte einen Hyazinth in die Sonne. Sogleich besinnt sich der Stein, daß er vom Feuer abstammt und erwärmt sich sehr rasch. Sofort mache ihn mit deinem Speichel ein wenig feucht und lege ihn hurtigst also auf die Augen, damit es dadurch warm wird. Das mache oft, und die Augen werden aufgehellt und gesund.«
(PL 1251 A)

In dieser Darstellung läßt sich unschwer das Aufhellen von Hornhautnarben erkennen. Das hildegardische Lateinwort *caligo* bedeutet ganz allgemein den gestörten Lichteinfall, die verminderte Helligkeit im Auge. Nach Hildegard ist der Speichel »um etliches heilsamer als irgendein anderes Wasser« entsprechend der Wolfenbütteler Handschrift, die hier noch einfügt:

»Wenn jemand ein brennendes Fieber, das heißt Fieber im Magen/Darm hat, so entsteht daraus oft Ein-Tag-, Drei-Tag- und Vier-Tag-Fieber. Stelle dann reinen Wein in einem Tongeschirr (Steingut, Porzellan) an die Sonne zum Warmwerden. Lege einen Hyazinth in diesen Wein, damit auch er gleichzeitig warm wird. Außerdem tauche kurz in diesen (sonnenwarmen) Hyazinthwein einen erhitzten Stahl. Das trinke er nüchtern und nachts, wenn er schlafen geht, an drei oder mehr Tagen. Er wird geheilt. Hat man aber am zweiten und dritten Tag keine Sonne, wärme man den Wein am Feuer aus Buchen- oder Lindenholz, lege den Hyazinth hinein und verfahre mit dem erhitzten Stahl wie beschrieben. Das soll er trinken, und es wird ihm besser gehen, weil die Wärme und Wirkung des Hyazinth, aktiviert durch die Sonnenwärme und die Weinwärme und die angeregte Stahlwärme, die schädlichen Säfte hinwegnimmt.«

Das beschriebene Krankheitsbild betrifft die allergischen Hautausschläge, vielleicht sogar alle fieberhaften Hautausschläge (Masern, Röteln, Scharlach), weil diese bei Hildegard als brennende Magenfieber bezeichnet werden und die Allergien auch tatsächlich immer mit (meist frühkindlich) gestörten Magen-Darmverhältnissen zusammenhängen. Zu dieser Deutung fühle ich mich um so mehr berechtigt, als die schädlichen Säfte bei Hildegard auf oral zugeführten Umweltgiften beruhen. Das Ein-, Zwei-, Dreitagefieber (Quotidiana, Tertiana, Quartana) hat mit den heute so bezeichneten Malariaformen so gut wie nichts gemeinsam und bedeutet nur den auslösenden Faktor: außergewöhnlich hohe und tiefe Lufttemperatur oder Luftfeuchtigkeit (Ursachen und Behandlung, S. 244). Die Verwendung eines Tongeschirrs anstelle von Metall oder Glas wird hier zwingend vorgeschrieben. Ähnliches findet sich bei Hildegard öfter. Die folgende Anwendung leitet in eine psychosomatische Problematik über, die zum überwiegenden Maße sich fast nur im Steinbuch Hildegards findet:

»Wenn jemand durch phantastische (Trugbilder) oder magische Worte bezaubert wurde, so daß er von Sinnen kommt, dann nimm ein noch warmes

Roggenbrot und schneide in die obere Kruste das Zeichen des Kreuzes, ohne aber das ganze Brot durchzuschneiden. Dann (nimm den Hyazinth und) ziehe den Stein diesem Schnitt entlang von oben nach unten und sprich dabei:

Gott, der die ganze Edelsteinherrlichkeit dem Teufel abnahm, als dieser seinen Auftrag übertrat, befreie dich, N.N., von aller Verblendung und Zaubersprüchen und löse von dir das Leiden dieser Verwirrtheit! Und nochmals ziehe mit diesem Stein in der Quere über jenes warme Brot und sprich:

Wie der Glanz, den der Teufel ursprünglich besaß, wegen seiner Übertretung ihm genommen wurde, so werde auch diese Sinnesverwirrung, die dich, N.N., durch mancherlei Blendwerk und mannigfach Verzauberung plagt, von dir genommen und falle von dir ab.

Das dem Einschnitt benachbarte Brot, durch das du den Hyazinth gezogen hast, sollst du ihm zu essen geben. Wenn der Kranke aber aus Leibesschwäche das Roggenbrot nicht vertragen kann, dann segne mit dem Hyazinth und den gleichen Worten warmes Fladenbrot (Zwieback, Dörrbrot, Milchbrot?) und reiche ihm das zu essen. Ebenso ziehe diesen Stein in Kreuzform durch alle warmen Speisen, die jener essen will, also Fleischgerichte, warmes Mus (Gemüse?) und alle anderen Speisen und segne sie mit dem Kreuzzeichen, während du dieselben Worte sprichst. Wenn du das oft machst, wird er geheilt werden.«

Zweifelsohne eine in unserer Zeit völlig unverständliche Handlungsweise. Du – Hildegard spricht

ein Du direkt an – wirst kaum Gelegenheit haben,
diese äußerst komplizierte Prozedur in der Praxis
anzuwenden. Die Zahl der geheimen Verführer ist
auch heute schon groß und ihre Wirkungen unabseh-
bar. Auch Drogen könnten gemeint sein. Wenn einmal in einer Familie jemand »hintersinnig« geworden
ist, wird man vielleicht auch zu diesem Mittel greifen,
wenn nichts anderes hilft. Einfacher ist folgende Anwendung:

»Wenn einer an Herzweh leidet, mache er mit dem
Hyazinth über sein Herz das Zeichen des Kreuzes,
spreche die vorgenannten Worte, und es wird ihm
besser gehen.« (PL 1251 C)

Die Wolfenbütteler Handschrift fügt noch einige
eigenartige Hyazinthwirkungen an:

»Wenn ein Mensch von schwerem Lachen erschüttert wird und in einem fort lachen möchte und sich
vor Lachen gar nicht mehr halten kann, stecke er
gleich einen Hyazinth in den Mund, und der Lachzwang vergeht.
Ursprünglich verleitet nämlich der Teufel zum
Gelächter. Darum wird es von der Kraft des Hyazinth überwunden, weil der Teufel meidet, was gut
ist.« (Basel)

An sich sind alle Edelsteine gut, der Hyazinth in
diesem Falle besonders. Das übermäßige Lachen ist
nach Hildegard ein Krankheitsfaktor, worüber sie im
Lehrbuch *Ursachen und Behandlung von Krankheiten*
(S. 225) mehr schreibt und auch ein eigenes Heil-

mittel empfiehlt (S. 295), eine Art gezuckerten Glüh-
wein.

Das Hauff-Märchen vom Kalif Storch kennt das
Motiv eines tückischen Lachens. Beim Lachen vergaß
der Kalif, was er sich eigentlich hätte merken sollen.

Von dem brutalen Gelächter ist natürlich Humor
und Fröhlichkeit zu unterscheiden, die damit nichts
gemein haben. Man sollte aber nach Hildegard eher
von einem »tierischen Gelächter« reden, als von
einem »tierischen Ernst«. Der Mensch kann tierischer
als das Tier sein. Daran knüpft vielleicht auch folgende Hyazinth-Wirkung an, auch wenn es vor allem
von dem Standpunkt des Klosterlebens gesehen sein
mag.

»Wer mit Überlegung, Willen und seinem (ganzen)
Körper von Sinnlichkeit erhitzt wird, habe immer
einen Hyazinth bei sich, und die Libido in ihm
erlischt, weil der Stein durch seine Wirkungskraft
und Wärme das Feuer im Menschen dämpft. Wenn
ein Mensch gerade in Sinnlichkeit entbrennt, soll er
einen Hyazinth eindringlich anblicken, und der
Blick dieses Menschen leitet die Kräfte des Steines
in sein Gehirn und löscht in ihm die Sinnlichkeit.
Wenn sich starke und große Wollust im Menschen
erhebt, erwärme er einen Hyazinth an der Sonne
oder am Feuer vorgenannter Hölzer (Buche, Linde)
und mache damit über seinem Bauch, um seine
Nieren und den Nabel ein Kreuz, und die Flei-
scheslust wird ihn verlassen, es mag eine Frau sein
oder ein Mann ...« (Basel)

Diese große und starke Wollust könnte durchaus

auch die Homosexualität meinen, und der Hyazinth könnte dort helfen, wo es sonst keine Hilfe gibt.

Im letzten Hildegardbuch, 10. Vision, 9. Kapitel, wird Jakobus der Jüngere (der Bruder des Herrn genannt) mit einem Hyazinth als Ohrring geschmückt, was nach Hildegard bedeuten soll, sein Zeugnisgeben für den ohne Sünde durch die Welt gegangenen Sohn Gottes und seine Kraft, die Sünden der Menschen zu zerstören und abzuwaschen. Auch an anderen Stellen wird der Hyazinth bei Hildegard erwähnt (Baseler Heilmittelausgabe, Hyazinth). Weder zeitgenössische noch nachhildegardische Bücher berichten ähnliches.

Vom Ursprung des Hyazinth schreibt Hildegard:

»Der Hyazinth entspringt vom Feuer in der ersten Stunde des Tages, wenn die Luft jene milde Erwärmung hat. Er ist mehr luftig als feurig und hat darum auch ein Gespür für das Luft-(Element) und richtet seine Wärme manchmal nach dem Luftzustand (Temperatur). Und doch ist er auch feurig, weil er aus dem Feuer entsteht.« (PL 1251 A)

Jaspis

Der Jaspis ist keiner von den großen, durch Glanz, Farbe, Leuchtkraft (und Preis) ausgezeichneten Edelsteinen, und doch hab' ich ihn besonders ins Herz geschlossen. Er hat es mir auch gedankt, indem er seinen vielfachen medizinischen Einsatz fast immer mit Erfolg krönte. Das vergleichsweise Unscheinbare spielt in der Hildegard-Medizin überhaupt eine eigenartige Rolle. Wir erleben das an dem fast ausgerotteten Dinkel (von ausgestorben kann man da schon nicht mehr reden), am Wesen der verkannten Quitten, Mispeln und Kornelkirschen und eben hier wieder beim Jaspis.

Selbst wenn ich den ausgezeichneten (indischen) Blutjaspis (»Heliotrop«) verwende, der mit seinen roten Hämatitflecken und -adern und geschliffen recht gefällig aussieht, so ist auch dieser doch nichts anderes als »eine Mischung von rhomboedrischem Quarz, kryptokristallinem Chalcedon und färbenden (Eisen) Beimischungen«. (3, S. 132)

Aber sein Geheimnis ist groß. Nicht nur daß er von den Ägyptern, überhaupt von den Alten, hoch geschätzt wurde und daß er an allen drei Bibelstellen (Moses, Ezechiel, Offenbarung) genannt wird. Nicht nur, daß er in der Offenbarung sogar dreimal vorkommt, als Mauerbaustein der Gottesstadt (Off.

21,18), als »kostbarer« Stein (Off. 21,11) und als erster aller zwölf Grundsteine genannt wird (Off. 21,19). Gerade letztere Angabe scheint uns auf die Spur des Jaspisgeheimnisses zu bringen. Mit großer Einmütigkeit weist die Überlieferung dem Jaspis die erste Stelle am Himmelsbogen zu. Er ist der Stein des kosmischen Frühlingspunktes, des Jahresanfangs der Alten, des Widders beziehungsweise des April. Er war eine der Zierden des Amtschildes des jüdischen Hohenpriesters und hat ihm sogar den Namen gegeben, »Jaschphe« genannt.

Jaspis als Stein des Beginnens? Im hildegardischen Steinbuch beginnt mit ihm der Abend, zu dem noch zwei weitere Steine zählen (Prasem, Chalzedon). Haben wir nicht im Schöpfungsbericht gehört, daß ein Tag aus Abend und Morgen besteht? Läßt nicht das Alte Testament den Tag mit dem Abend beginnen? Hildegard schreibt:

»Der Jaspis wächst, wenn die Sonne nach der neunten Stunde des Tages sich bereits dem Untergang zuneigt. Auch ihn wärmt (noch) das Feuer der Sonne, doch stammt (seine) Wärme mehr vom Luftelement, als vom Wasser oder vom Feuer. Darum hat er auch eine gemischte Wärme, weil die Sonnenwärme nach der neunten Stunde, also bei Sonnenuntergang, durch Umwölkung oft schon variabel (varius) erscheint.« (PL 1256 D)

Nach der neunten Stunde kommt die zehnte Stunde. Ei, der Jaspis ist just der zehnte Stein in der Stundenreihe Hildegards! Der dritte Stein, Onyx, repräsentiert die dritte Stunde des Tages. In der neunten Stunde wächst der Chrysolith, der neunte Stein der hildegardischen Reihenfolge. Ob darin ein Zahlengesetz liegt? Die Stunden wurden im Mittelalter und in den Klöstern nach altrömischem Brauch mit Prim, Terz, Sext und Non (das heißt 1., 3., 6., 9. »Stunde«) bezeichnet. Diese Vierteilung könnte man auch bei den Steinen Hildegards wiedererkennen: Zu jeder dieser drei sogenannten Stunden passen drei Steine. Insgesamt ergibt das zwölf Steine, die bei Hildegard auf diese altrömische Stundeneinteilung Bezug nehmen. Auf die Wirkungen und Kräfte eines Steines können wir allerdings daraus bisher noch keine verbindlichen Schlüsse ziehen, denn Hildegard schreibt:

»Wenn ein Mensch an (einem) Ohr ertaubt ist, bringe er einen Jaspis an den Mund und behauche ihn mit seinem warmen Atem, damit er dadurch erwärmt und befeuchtet wird. Dann stecke er diesen sofort in das Ohr und verschließe (den Gehörgang) über dem Stein mit zartem Werg (Watte?), damit die Wärme dieses Steines in jenes Ohr übergeht. Gleich wie der Stein von variabler Luft wächst, so löst er auch die variierenden Säfte-Krankheiten. So wird jener sein Gehör wieder zurückerhalten.« (PL 1257 A)

Zweckmäßigerweise läßt man einen olivenförmig geschliffenen, kleinen (bohnenkleinen) Jaspis an einem Kettchen befestigen, damit er nicht zu tief in den Gehörgang hineinrutscht und dann nur schwer wieder entfernt werden kann. Der Hildegardtext läßt allerdings auch die Möglichkeit offen, einen kegelförmigen Jaspis zu nehmen, der nur zum Teil in den Gehörgang hineinragt und nicht hineingleiten kann. Doch scheint mir bei der zuerst angegebenen Methode das Prinzip der Wärmeübergabe am besten gewahrt. Dem Hildegardwortlaut nach würde es sich dabei um ein einseitiges Ertauben handeln, weil sie nur von einem Ohr schreibt. Der beiderseitige oder angeborene Gehörverlust wäre davon zu unterscheiden (vergleiche die anderen Gehörmittel im Heilmittelbuch).

Eine ähnliche Methode wendet man auch bei der nächsten Heilwirkung des Jaspis an:

»Wer starken, dicken Schnupfen hat (»nasebosz«), der halte einen Jaspis vor seinen Mund und hauche ihn mit seinem warmen Atem an, damit er davon feucht und warm wird. So stecke er ihn in die Nasenlöcher (!) und halte sie mit der Hand zu, damit (des Steines) Wärme in den Kopf gelangt; die Säfte des Hauptes werden (dann) um so schneller und leichter sich auflösen, und es wird ihm besser gehen.« (PL 1257 A)

Man wird mit Jaspis-Oliven hier ähnlich vorgehen, wie bei den oben beschriebenen Ohren-Oliven. Bei Hildegard steht das altdeutsche Wort *nasebuz*, das heißt Katarrhus. In Bayern kennt man noch den Ausdruck »Butzen«, was so viel heißt wie Pfropf, Klumpen. Es handelt sich hier um eine der schweren Schnupfenformen. Die leichteren, den gewöhnlichen Schnupfenanflug, zaubert man am besten und elegantesten mit dem hildegardischen Grippepulver weg. Gerade bei schweren Schnupfenformen legt die

Hildegard-Medizin größten Wert darauf, den Schnupfen kunstgerecht sich in nichts auflösen zu lassen, denn nach Hildegard drohen bei gewaltsamem Unterdrücken gefährliche Folgekrankheiten, wozu man wohl auch die Nebenhöhlenentzündungen rechnen kann. Wer keine Jaspis-Oliven besitzt, kann den gleichen Effekt auch mit den Riechkräutlein erzielen (siehe Kleine Hildegard-Apotheke).

Eine noch schönere medizinische Wirkung entlocken wir dem Jaspis nach folgenden Hildegardangaben:

»Bei wem sich im Herzen oder in den »Lenden« oder einem anderen Körperteil des Menschen Säfteunwetter erheben, das heißt »Gicht«, der lege einen Jaspis auf diese Stelle und drücke ihn dort fest an, bis er warm wird – und die Gicht wird weichen, weil die gute Wärme und die gute Kraft (des Jaspis) jene falsch kalten und falsch warmen Säfte heilt und zur Ruhe bringt.« (PL 1257 B)

Unter diesem an sich harmlos klingenden Text verbirgt sich nicht nur eine Ischiasbehandlung (wozu allerdings ein relativ großer Jaspis nötig ist). Vor allem die Herzwirkung ist ganz großartig. Man darf sich nur nicht am Wort Gicht stoßen. Das bedeutet bei Hildegard Sklerose, Sklerosierung, Arteriosklerose, Arthrose. Sehr viele Herzbeschwerden gehen auf mangelnde Durchblutung des Herzmuskels zurück und diese wieder auf eine Sklerosierung der Herzgefäße. Dadurch entstehen die primären Rhythmusstörungen (sekundäre Rhythmusstörungen durch Arzneimittelvergiftungen, Digitalis). Gerade bei diesen hilft der Jaspis großartig – wie ein Schrittmacher. Man benützt eine ungefähr 8 mm dicke, geschliffene, einseitig polierte Jaspisplatte von 4 bis 6 cm Durchmesser und drückt diese, so kalt wie sie ist, über dem Herzen an jener Stelle fest auf die bloße Haut, wo es am unangenehmsten empfunden wird. Nach etwa zehn Minuten wird die Platte richtig »heiß«. Dann nimmt man den Jaspis weg und läßt ihn wieder auf Zimmertemperatur abkühlen (Naturkälte! Nicht in den Kühlschrank geben). Dann ist der Jaspis wieder naturgeladen und kann neuerdings bis zur Hitzebildung aufgelegt werden. In schwereren Fällen macht man das mehrmals am Tag, in leichten Fällen genügt einmal täglich. Oder sonst bei Bedarf, wenn einen das Herz drückt. An Raschheit des Wirkungseintrittes ist die Galgantwurzel dem Jaspisstein zwar überlegen, aber der Jaspis heilt, während der Galgant nur hilft.

Ein dauerndes Tragen auf dem Körper nützt in diesem Fall nicht. Der kalte Jaspis wirkt offenbar auf die Herzströme ein. Bei Erwärmung hört dieser Einfluß auf. Anders liegen die Dinge bei der nächsten Heilwirkung des Jaspis, wo man den Jaspis eine ganze Nacht lang körpernah liegen läßt, nämlich:

»Wer im Traum blitzen und donnern erlebt, für den ist gut, wenn er einen Jaspis (hautnah) bei sich hat, weil ihn dann die Fantasiegebilde und (teuflische) Betrügereien fliehen und sich verlieren.« (PL 1257 B)

Die Wolfenbütteler Handschrift fügt hinzu:

»Denn Blitze und Donnerschläge entstanden beim Sturz des höllischen Engels und sind Gerichts-

(Zeichen) Gottes. Wenn Blitzen und Donnern erscheint, werden böse Geister in Bewegung gesetzt und stellen auch dem Menschen Fallschlingen, wenn sie von Gott die Erlaubnis bekommen. Von jenem Ort, wo ein Jaspis ist, weichen sie wegen der Würde und Reinheit dieses Steines, weil er von der reinen Luft ausgeglichen ist. Gleich zu gleich gesellt sich gern und scheucht sein Gegenteil (den Feind), und so flieht das, was unrein ist, das Reine, und so haben auch die unreinen Geister vor der Reinheit des Jaspis eine Abneigung.«

Blitz- und Donnerträume mahnen also zur Vorsicht. Durch den Jaspis, den man zu sich ins Bett nimmt, bleiben sie prompt weg. Es ist durchaus möglich, daß sich mit solchen Träumen auch drohende Krankheiten ankündigen, ja daß sogar solche Träume Krankheiten disponierend mit verursachen. Möglicherweise handelt es sich um Vorankündigungen späterer Herzleiden. Träume gehen oft Krankheiten voraus. Die Bedrohten tun gut, dauernd oder längere Zeit mit einem Jaspis schlafen zu gehen. Der Jaspis »reguliert« aber das Träumen überhaupt.

Nur die Wolfenbütteler Handschrift hat folgenden Zusatz:

»Aber auch wenn ein Mensch über ein Problem nachdenken und sich damit befassen will, wozu er Eifer und Neigung hat, oder etwas Großes bei sich selbst erwägen oder Rat suchen will, dann nehme er einen Jaspis in seinen Mund, und die Kraft dieses Steines dringt bis zum Intellekt jenes Menschen vor und stärkt den Intellekt selbst und zügelt

ihn, damit er nicht umherschweift und zu Neben-
sachen und Standpunktlosigkeit sich verliert, sondern sich zu angemessener Nützlichkeit entwickelt.
Denn die Natur dieses Steines ist stabil (standhaft,
stabilis) und verscheucht die instabilen Säfte, welche den Intellekt zur Standpunktlosigkeit verführen, und so erreicht der Mensch den guten Intellekt.«

Soweit die erprobten und bewährten Jaspiswirkun-
gen; das heißt, die zuletzt genannte habe ich erst aus
der Baseler Heilmittelausgabe kennengelernt, die
1983 erschien. Die Wirkungsweise ist schwer erklär-
lich, aber doch noch irgendwie denkbar und vor
allem einmalig. Dies gilt natürlich auch von den folgenden zwei letzten Wirkungen, die gut belegt sind
und die ich auch für echt Hildegard halte, die aber
doch einen Ideenkreis vertreten, der unserer Ansicht
nach mit Medizin wenig zu tun hat, wenn bei Hildegard steht:

»Wenn eine Frau das Kind zur Welt bringt, und auch
nachher, während der ganzen Zeit ihres Kindbettes,
halte sie einen Jaspis in der Hand, damit die bösen
Luftgeister ihr und dem Kind während dieser Zeit
um so weniger schaden können. Denn die Zunge
der alten Schlange züngelt nach dem Schweiß des
Kindes, welches aus der Mutter austritt, und daher
stellt sie sowohl dem Kind als auch der Mutter
(besonders) zu dieser Zeit nach.« (PL 1257 C)

Das Wissen um die Gefahren des Neugeborenen
findet sich bei den verschiedensten Völkern unter

allen möglichen Vorstellungen. Ich glaube nicht, daß der Hildegardtext von abergläubischen Überlieferungen beeinflußt ist. Ich meine vielmehr, daß dieser wichtige Augenblick des Eintretens eines Menschen in das Leben seit Urzeiten von wissenden und weisen Menschen besser gesehen wurde, als wir es heute wahrhaben wollen.

Dabei ist nicht auszuschließen, daß auch Infektionen gemeint sein könnten. Wenn auch unter natürlichen Verhältnissen das Kindbettfieber relativ selten gewesen sein dürfte, so sind in diesen Tagen Mutter und Kind doch empfindlicher. Die »alte Schlange« ist ein uraltes Deckwort für die Bosheit des Teufels als Urheber allen Übels. So nannten ja auch die Babylonier den Malaria-Teufel Beelzebub, Fliegengott, und kamen damit dem Übertragungsmodus durch die Stechmücke erstaunlich nahe. Das Jaspiskapitel schließt bei Hildegard in Fortsetzung dieser Gedankengänge:

»Aber auch wenn an irgendeinem Platz eine (wirkliche) Schlange ihr Zischen losläßt, dort hinterlege einen Jaspis, und das Blasen (dieser Schlange) wird so schwach, daß es weniger schadet und die Schlange überhaupt dort ihr Zischen einstellt.« (PL 1257 D)

Jedenfalls könnte in Gegenden, wo Schlangen häufiger vorkommen (zum Beispiel Indien, Afrika, Tropen), der »Jaspis-Trick« versucht werden.

Karneol

Wenig steht bei Hildegard vom Karneol, aber viel
Mühe macht seine Identifizierung in der Bibel. *Die
vorzügliche Jerusalem-Bibel* (Herder 1968) nennt zwei
Steine im Brustschild des Hohenpriesters »Karneol«,
den ersten und den elften. Das kann nicht stimmen.
Nur einer von beiden kann ein Karneol sein. Genauso
übersetzt die Jerusalem-Bibel den sechsten Stein der
geheimen Offenbarung (21,20) ebenfalls mit »Karneol«, obwohl der lateinische und der griechische
Urtext an dieser Stelle eindeutig »Sarder« schreiben.
Tatsächlich sind beide Steine zum Verwechseln ähnlich, wobei die (rot)braune Farbe des Sardersteines
durch Eisenhydroxyd und die mehr (hell)rote Farbe
des Karneol durch Eisenoxyd verursacht ist. Durch
Umbrennen und lange Sonnenbestrahlung wird auch
der bräunliche Sarder durch Oxydation rot (1, S. 208).
Ob er aber deswegen schon ein Karneol ist?

Im *Buch von den Steinen* findet sich auf Seite 18 eine
Namenstabelle der zwölf hohenpriesterlichen Steine,
die auch akkadische und ägyptische Bezeichnungen
bringt und vor allem auch die Steinnamen nach der
(amtlichen) Septuaginta-Übersetzung des Alten Te-
stamentes. Diese Angaben entsprechen offenbar der
damaligen jüdischen Tradition. Demnach steht fest,
daß der erste Stein im Brustschild des Hohenpriesters

ein Sarderstein war. Der elfte könnte demnach tatsächlich ein Karneol gewesen sein.

Der Sarderstein ist braun, der Karneol (orange)rot. Beide gehören der gleichen Chalcedongruppe an; die Farbunterschiede beruhen auf den oben genannten verschiedenen Inhaltsstoffen (Eisenhydroxyd – Eisenoxyd). Beide wurden schon im Altertum unterschieden. Aus Ägypten kamen die Karneole, aus Kleinasien die Sardersteine.

Der Edelsteinhandel kennt heute noch den Karneol als eisenoxydhaltigen Chalcedon in den Farbtönen gelb, rot bis (braun)rot. Jedenfalls rötlich muß er sein, wie schon im Altertum sein Name besagt, der »Fleischfarbene«. Hildegard verwendet den mittelalterlichen Namen *Cornelion*, wie heute noch im Englischen gebraucht, was soviel wie kornelkirschfarben bedeutet haben kann. Seit den Hildegard-Zeiten ist die Überlieferung der Steinnamen bis in unsere Zeit ziemlich gleichbleibend. Einen echten Karneol und nicht einen umgebrannten oder sonstwie künstlich geröteten Chalcedon zu erhalten, ist Vertrauenssache, um nicht zu sagen Glückssache. Doch habe ich mit den mir zur Verfügung gestellten (echten?) Karneolen tatsächlich bereits zweimal die bei Hildegard beschriebenen Wirkungen erzielt. Der kurze, in allen Handschriften gleiche Text lautet:

»Der Karneol stammt mehr von warmer Luft als von kalter und wird im Sande gefunden. Wenn jemandem das Blut aus den Nasen(löchern) fließt, mache Wein warm und lege Karneol in den erwärmten Wein hinein und gibs ihm so zu trinken. Das Nasenbluten wird aufhören.« (PL 1265 A)

Daß die rote Farbe bei der Anwendung gegen Nasenbluten Pate gestanden hätte (Sympathie-Wirkung), halte ich nach allem, was ich über die Schreib- und Arbeitsweise Hildegards weiß, für ausgeschlossen. Sie hat fast sicher weder einen Karneol noch einen Sarderstein gesehen und beim Schreiben des Steinbuches wahrscheinlich überhaupt keine Edelsteine vor sich gehabt. Die Tradition kennt die Anwendung eines roten Achatsteines gegen Menstruationsblutungen und einen gepulverten roten Stein als Mittel gegen das Lockerwerden der Zähne (Paradentose, Zahnfleischbluten).

Möglicherweise beruht der Hildegardeffekt gegen das Nasenbluten auf einer psychosomatischen Komponente. Wenn man die verhältnismäßig kleinen (roten) Karneolsteine in den Wein legt, sehen sie darin wie Blutstropfen aus. Ich habe in beiden Fällen die Karneolsteinchen vor den Augen der Patienten in warmen Wein legen lassen. Ob das mit zum Erfolg beiträgt? Bei Hildegard steht nichts von diesem »Trick«. Sie schreibt nicht einmal ausdrücklich vor, daß der Kranke den darüberstehenden Wein abtrinken soll, während und solange die Karneolsteine noch darin liegen. Noch weniger schreibt sie, daß man sie vorher wieder herausnehmen soll.

Echter Karneol kommt in seinen schönsten Stücken aus Indien, wo die gleichmäßig dunklen als männlich, die landläufig helleren Farben als weibliche Karneole bezeichnet werden. Die meisten der heute im Handel befindlichen Karneole sind Achate aus Uruguay oder Brasilien und erhalten erst in Idar-Oberstein durch Beizen und Brennen ihre kennzeichnende Farbe (7, S. 89).

Onyx

Der arabische Onyx ist bänderartig schwarz und weiß gezeichnet. Er gehört in die Chalzedon-Familie und entsteht wie der Achat durch Auskristallisation von Kieselsäure in den Spalten und Hohlräumen der Gesteine.

Der Onyx wurde als Edelstein schon im Paradies gefunden (Gen. 2,10):

»Und es ging von Eden ein Strom aus, den Garten zu wässern, und teilte sich in vier Hauptwasser. Das erste heißt Pison, das fließt um das ganze Land Hevila, und daselbst findet man Gold. Und das Gold des Landes ist köstlich, und da findet man Bedellion (Bernstein?) und den Edelstein Onyx.«

Bei den Hebräern war das Amtsschild des Hohepriesters mit vier Reihen Edelsteinen besetzt, die im 2. Buch Moses 28 beschrieben sind; dazu gehört auch der Onyx:

Karneol, Topas, Smaragd
Rubin, Saphir, Diamant
Hyazinth, Achat, Amethyst
Chrysolith, Onyx, Jaspis.

Der Onyx besitzt aufgrund seiner mystischen Entstehungsweise starke Naturkräfte, die gegen atmosphärische, kosmische Einflüsse wirksam sind. Damit werden uns in der Hildegard-Medizin Heilmittel gezeigt, die dem Menschen gerecht werden, dessen Krankheiten auch durch kosmische Kräfte bedingt sein können.

»Der Onyx ist warm und wächst um die dritte Stunde des Tages in einer dichten Wolke, wenn die Sonne heftig brennt, sich aber verschiedene Wolken über die Sonne legen, durch welche die Sonne infolge des Wassergehaltes (der Wolke) nicht durchscheinen kann. Der Onyx hat nicht die große Feuerhitze in sich, sondern besitzt die Wärme der Luft und hat seinen Ursprung aus der Sonnensubstanz (aus den Wurzeln der Sonne) und erhält seine Gestalt aus verschiedenen Wolken. Daher besitzt er große Kraft gegen jene Schwächezustände, die aus den Lüften entspringen.« (PL 1251 C)

Wir wissen aus dem Lehrbuch der Hildegard-Medizin (Ursachen und Behandlungen), welch großen Einfluß atmosphärische Kräfte auf die Entstehung von Krankheiten haben. Als Folge entsteht jedesmal eine schlechte Blutzusammensetzung (noxi humores), die dann Krankheiten auslösen kann, zum Beispiel Augenkrankheiten aufgrund von Luftverschmutzung, Angina-pectoris-Anfälle durch Wetterwechsel, oder Magengeschwüre, die ja bekanntlich im Frühjahr und im Herbst ihre Hochsaison haben.
Die blauen Augen sind besonders luftempfindlich:

»Ein Mensch, der blaue Augen hat, dem Wasser ähnliche Augen besitzt, bezieht diese hauptsächlich aus der Luft. Daher sind sie schwächer als andere Augen, weil sich die Luft infolge der verschiedenen, durch Wärme, Kälte und Feuchtigkeit hervorgerufenen Bewegung oftmals ändert und solche Augen von schlechter, weicher und feuchter Luft wie auch vom Nebel leicht geschädigt werden. Denn ebenso wie diese die Reinheit der Luft beeinträchtigen, schädigen sie auch die von der Luft her erworbenen Augen.« (Ursachen und Behandlung, S. 144)

Das Universalheilmittel für diese blauen Augen (CC, 170, 14 f) ist aus Fenchel. Oder auch der Onyx:

»Wem das Augenlicht verblaßt (auf beiden Augen) oder wem die Augen auf irgendeine Weise, etwa durch ein Augengeschwür, krank werden, dem gib reinen guten Wein in ein ehernes oder kupfernes oder stählernes Gefäß und lege den Onyx in jenen Wein, und er beize ihn darin während fünfzehn oder dreißig Tagen. Und dann nehme er diesen Stein heraus und lasse den Wein in jenem Gefäß. Und jeden Abend berühre er mäßig seine Augen mit diesem Wein, und sie werden sich erhellen und gesund werden.« (PL 1251 D)

Es handelt sich dabei um Hornhauttrübungen, wie sie durch Geschwüre entstehen, vielleicht auch Hornhauttrübungen der sogenannten Parenchymatosa.
Herzschmerzen, wie sie zum Beispiel beim Angina-pectoris-Anfall auftreten, können unter anderem auch

durch eine Wetterempfindlichkeit ausgelöst werden. Das zuverlässigste Mittel der Hildegard-Medizin ist hier der Galgant, genauso wirksam wie Nitroglyzerin, aber ohne dessen Nebenwirkungen. Dazu sollte außerdem ein Onyx getragen werden:

»Wer im Herzen Schmerzen leidet oder in der Seite (linke Seite), der erwärme einen Onyx in seinen Händen oder auch an der Haut seines Körpers; außerdem mach er Wein am Feuer warm, nehme das Gefäß, in dem der Wein gewärmt wurde, vom Feuer und halte diesen (hand- oder hautgewärmten) Onyx über jenen dampfenden Wein, so daß sich mit jenem Wein der vom Stein austretende »Schweiß« vermischt. Und schließlich lege er diesen Stein in den warmen Wein selbst und alsogleich trinke der Kranke davon, und der Schmerz des Herzens und der Seite wird weichen.«
(PL 1251 D)

Es gibt Herzschmerzen, die über die ganze linke Brustseite ausstrahlen, zu denen die Angina pectoris und andere Herzmuskelkrämpfe gehören, die sich nicht zum Herzinfarkt auswachsen müssen. Hier muß der Onyx-Wein frisch bereitet und sofort getrunken werden.

Bei Magenschmerzen, wie sie durch Magengeschwüre oder Gastritis verursacht werden, hilft eine Onyx-Wein-Kraftbrühe:

»Und wer Magenschmerzen hat, der bereite den Onyx-Wein, wie oben gesagt, oder koche aus diesem Wein mit Hühnereiern und Mehl eine Suppe, und das tue er oft (täglich), und es wird seinen Magen reinigen und heilen.« (PL 1252 A)

Ähnlich wie mit dem gelöschten Wein wird auch mit dem Onyx-Wein die überschüssige Gallensäure neutralisiert, die für die Magenschmerzen und besonders für das Sodbrennen verantwortlich ist. Bekanntlich sind ja für die Magenschmerzen nicht nur die hohe Magensäureproduktion, sondern besonders bei der Gastritis der hohe Anteil an Gallensäure verantwortlich.

Über die Milz weiß die Schulmedizin wenig zu berichten. Schon der berühmte Berliner Pathologe Rudolf Virchow bekannte in seinen Vorlesungen: »Die Milz ist ein großes Organ. Über seine Funktion wissen wir nichts!« Daran hat sich auch nicht viel geändert, nachdem der Kölner Anatom Tischendorf das große Standard-Buch über die Milz geschrieben hat. In der chinesischen Medizin ist die Milz das wichtigste Organ des Menschen, und in der Hildegard-Medizin hat die Milz eine besonders große Rolle als vorgeschaltetes Schutz- und Entgiftungsorgan des Herzens. Unter der Rohkost hat die Milz besonders viel zu leiden:

»So steigen die schlechten Säfte aus den Speisen, die eigentlich auf dem Feuer oder mit irgendeiner Würze wie Salz oder Essig hätten zubereitet und geschreckt werden müssen und nicht zubereitet und geschreckt sind, zur Milz auf und verwandeln diese in eine schmerzhafte Geschwulst.« (Ursachen und Behandlungen S. 153)

Hat die Milz unter der Rohkost gelitten, so kann daraus eine Herzkrankheit folgen, die mit der Herzkur behoben werden soll. Milzschmerzen lassen sich aber auch mit einer delikaten Onyx-Speise beseitigen:

»Aber auch wer Milzschmerzen hat, koche Ziegen- oder Lammfleisch und esse das, nachdem das Fleisch mit dem oben beschriebenen Onyx-Wein gebeizt worden ist (eingetaucht worden ist), so wie man gewisse Speisen in Essig taucht (beizt). Das mache er oft (täglich), und die Milz wird geheilt und nicht mehr anschwellen.« (PL 1252 A)

Nicht nur durch Rohkost, sondern auch bei Infektionskrankheiten ist die Milz geschwollen und sollte auf diese Weise behandelt werden.

Wir wissen bereits, daß der Weinessig besonders bei der Krankenkost Blähungen und Gase (das Stinkende) im Menschen reduziert und ihm die schlechten Säfte nimmt, so daß sein Essen den rechten Verdauungsweg gehen kann. Wieviel mehr kann der Onyx-Essig helfen, wenn zusätzlich starke Fieber auftreten:

»Und wer starke Fieber hat, der lege den Onyx fünf Tage in Essig, und wenn er ihn herausgenommen hat, mische und würze er alle seine Speisen mit diesem Essig und esse sie so, und das Fieber wird weichen und leicht verschwinden, weil die gute Wärme des Onyx, vermischt mit der Wärme des Essigs, die schädlichen Säfte vertreibt, aus denen die Fieber entstehen.« (PL 1252 B)

Im Onyx kann man auch ein frohmachendes Anti-
melancholikum sehen, wenn man ihn als Kette, Armband oder Amulett bei sich trägt und oft betrachtet.

»Wenn du von Traurigkeit bedrückt bist, schaue
den Onyx aufmerksam an und lege ihn auch bald in
deinen Mund, und deine Traurigkeit wird weichen.« (PL 1252 B)

Selten hat Hildegard Heilmittel für Tiere beschrieben. Hier folgt eines, das man bei Rinderpest versuchen könnte. Eigene Erfahrungen liegen nicht vor.

»Wenn aber die Seuche (Rinderpest) die Rinder
befällt und tötet, erwärme in einem Gefäß Wasser
über dem Feuer und halte den Onyx über das
dampfende Wasser, damit der Schweiß des Onyx
sich mit dem Wasser vermischt. Dann lege den
Onyx für drei Tage in dieses Wasser und wenn du
ihn herausgenommen hast, reiche dieses Wasser
den Rindern oft zu trinken (täglich). Besprenge
damit auch ihr Futter und vermische Kleie mit
diesem Wasser und wirf es ihnen zum Fressen vor,
und dies tue oft, und es wird ihnen besser gehen.«
(PL 1252 BC)

Prasem

Wieso kommt Hildegard zu diesem im Mittelalter kaum beachteten, in der Bibel nicht genannten und heute aus dem Edelsteinhandel (fast) verschwundenen Stein? Er heißt der »Lauchgrüne« vom griechischen Prason (Lauch). In Rom soll eine gemma prasina nicht ganz selten gewesen sein. Es handelt sich um einen lauchgrünen Quarzstein, also einen grünen Verwandten zum Amethyst und zum Bergkristall und heißt darum Smaragdquarz (6). Eingeschlossener Strahlstein verursacht die grüne Farbe (4). Fundorte sollen in Deutschland, Finnland und Schottland sein (6). Er wächst nach Hildegard:

»... wenn die Sonne gegen Abend der Erdoberfläche ihre Strahlen entzieht und der Tau schon naht ... und geht hervor aus dem Brande der Sonne und aus der Feuchtigkeit der Luft und des Wassers und aus der Grünkraft des Taues ...« (PL 1257 C)

Was kann der Prasem?

»Wer brennende Fieber hat, wickle einen Prasem in ein wenig Roggenbrot-Teig, und (darin) eingewickelt binde er ihn mit einem Tüchlein und lasse ihn drei Tage und drei Nächte eingebunden über dem

Nabel liegen, und dieses Fieber wird ihn verlassen.« (PL 1257 D)

Brennende Fieber sind vermutlich Fieber mit starker Hautrötung, also Masern, Röteln und auch Scharlach; an Sonnenbrand und Allergien mit ähnlicher (fieberhafter) Hautrötung darf man auch denken. Eindeutig identifiziert ist der Hildegardbegriff eines brennenden Fiebers noch nicht. (Vergleiche CC, 223, 26) Auch die Rolle des Nabels wurde noch nicht geklärt. Wenn eine Wirkung erfolgen soll, wird man wohl ein Tüchlein aus dünnem Gewebe verwenden müssen.

»Wenn aber jemand durch einen Sturz oder durch einen Stoß (Schlag) irgendwo am Körper zerschlagen wurde, dann nehme er altes (Schweine-)Fett und mische ihm Salbei und Rainfarnkraut zu gleichen Teilen bei und drücke einen Prasem in dieses (Kräuterfettgemisch) hinein. Dann erwärme er es an der Sonne oder am Feuer und lege das ganze Gemisch samt diesem Stein warm über die leidende Stelle, und es wird ihm besser gehen.« (PL 1257 D)

Offenbar handelt es sich um eine schmerzstillende Wirkung. Daß Hildegard dieses Mittel ebensowenig wie ihre anderen Steinmittel durch Erfahrung gefunden hat, wird jedem einleuchten. So hat sie es zum Thema Prasem geschaut, und so hat sie es niedergeschrieben.

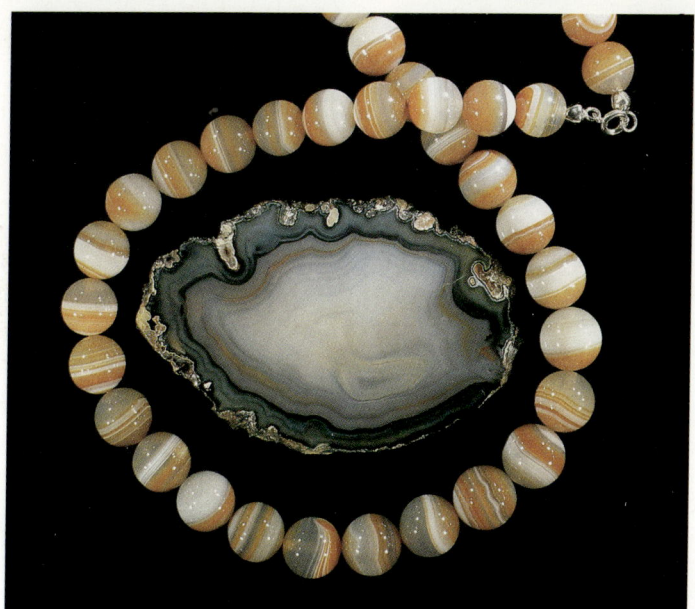

Achat

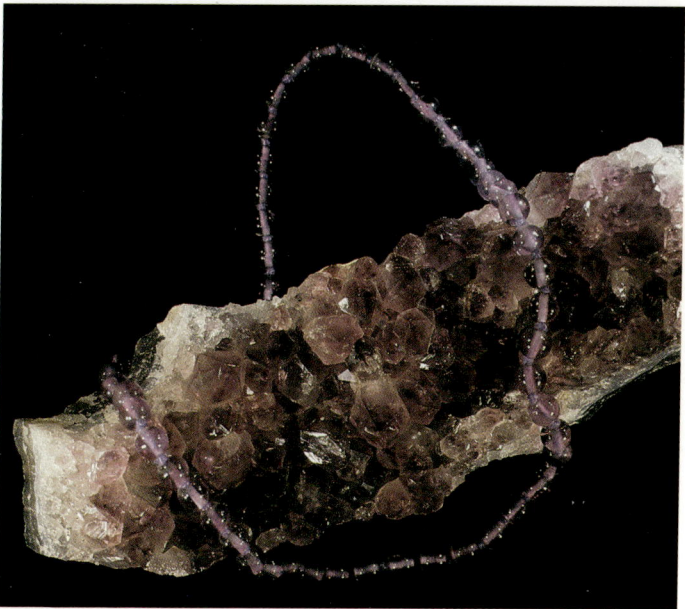

Amethyst

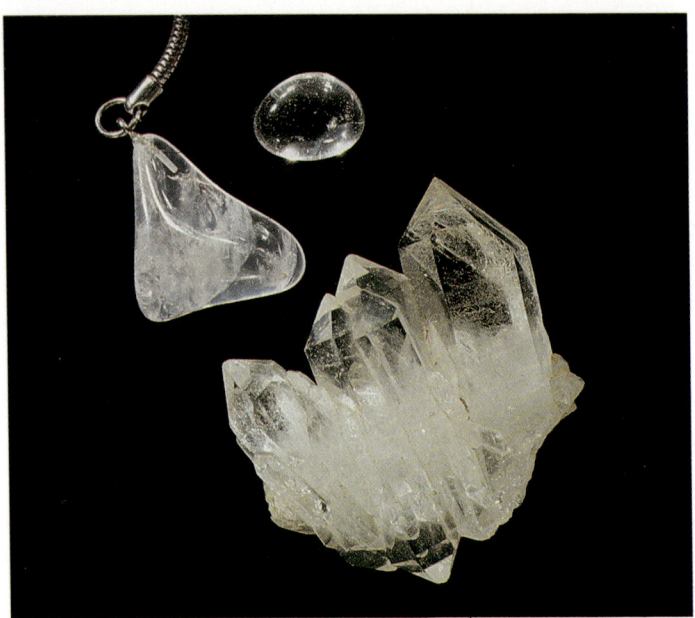

Bergkristall

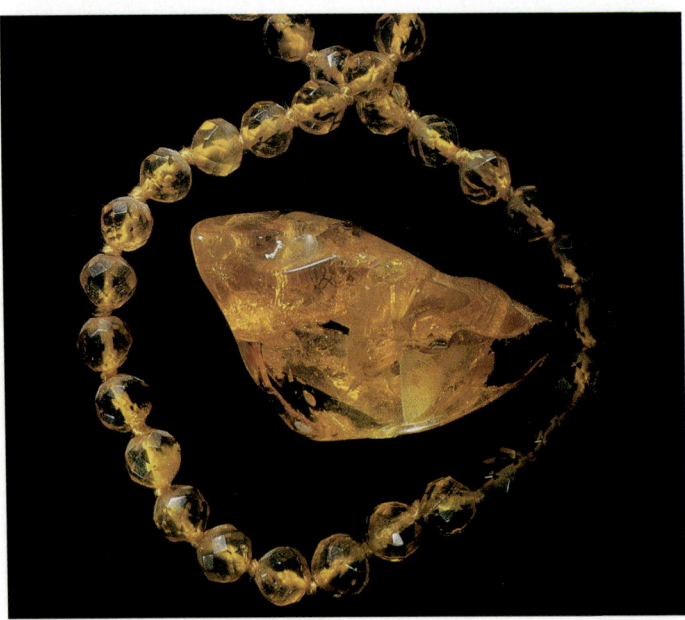

Bernstein

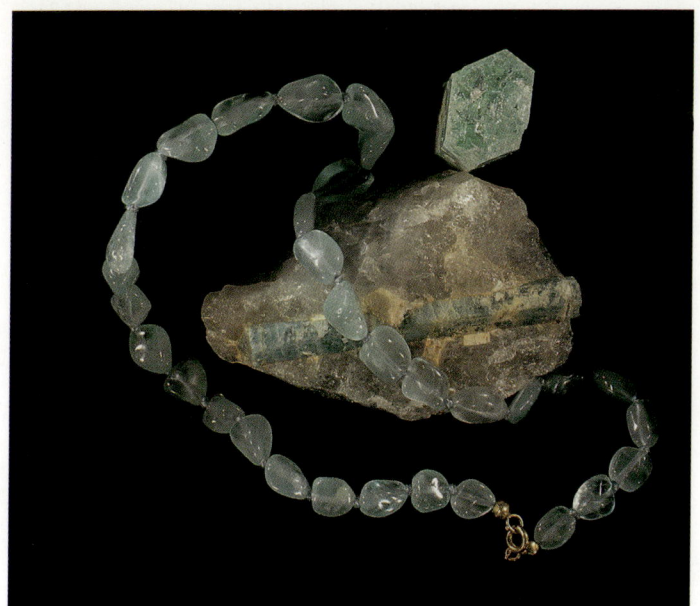

Beryll

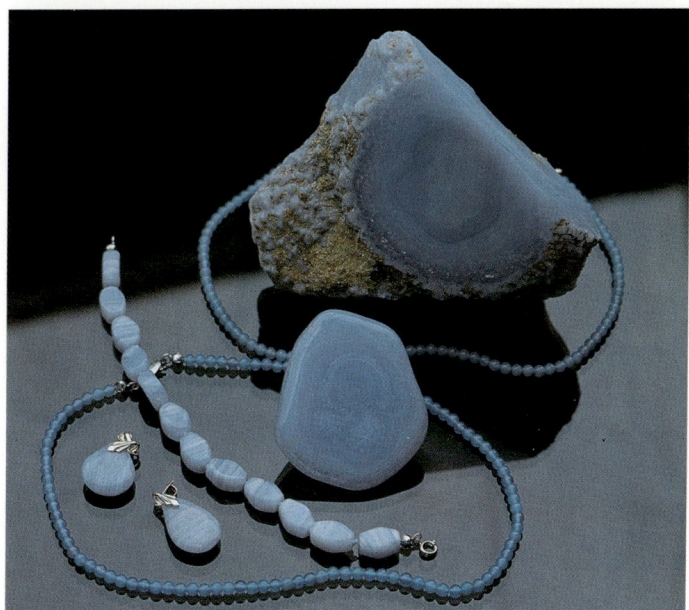

Chalzedon

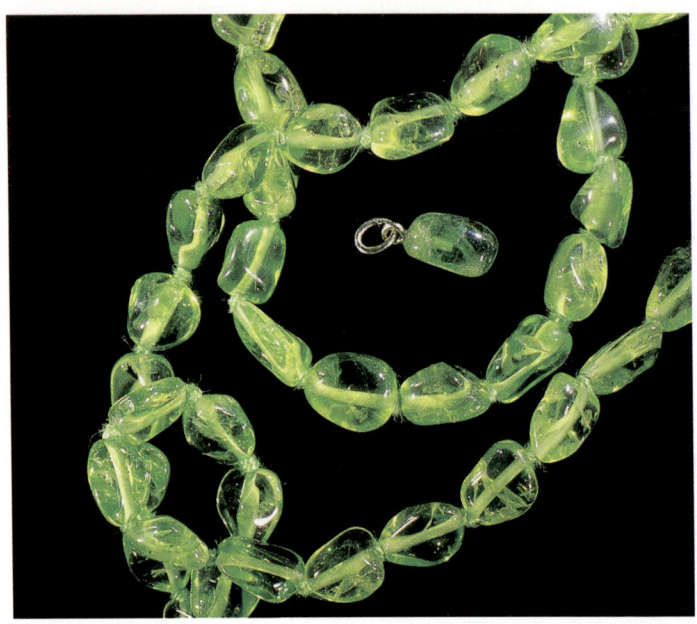

Chrysolith

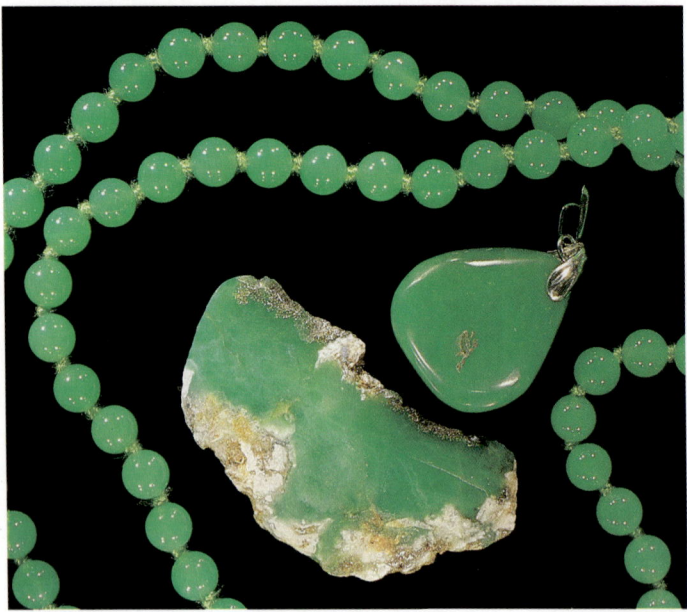

Chrysopras

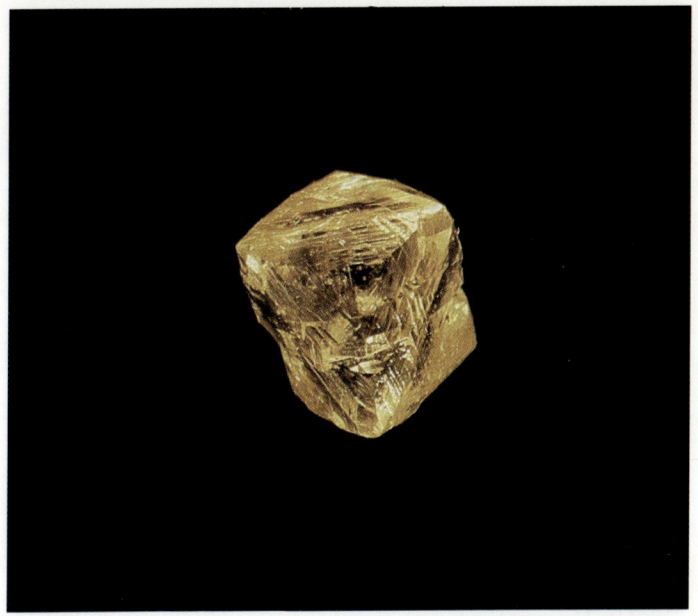

Diamant

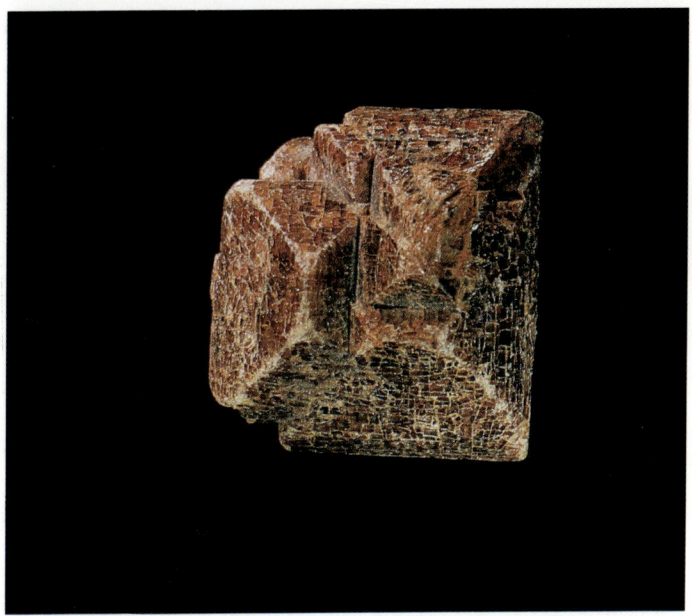

Hyazinth

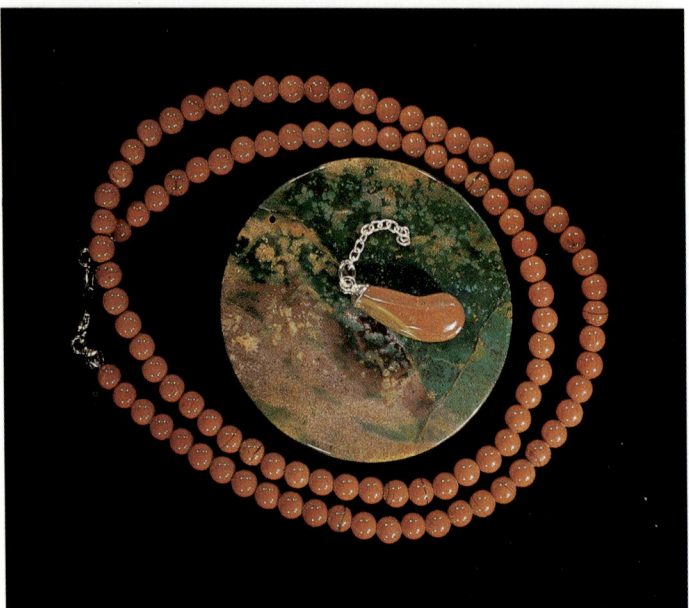

Jaspis

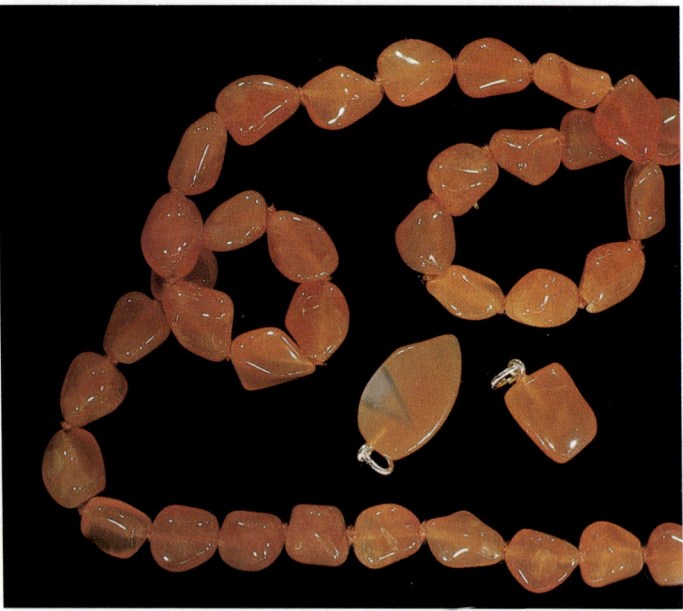

Karneol

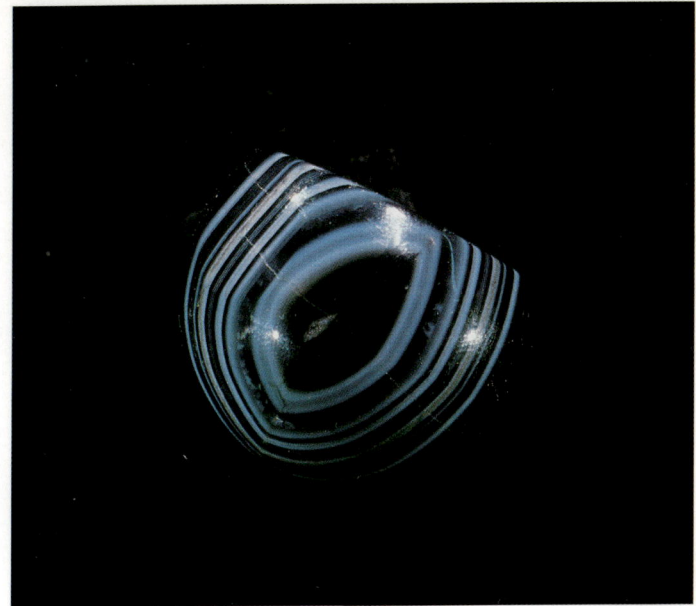

Onyx

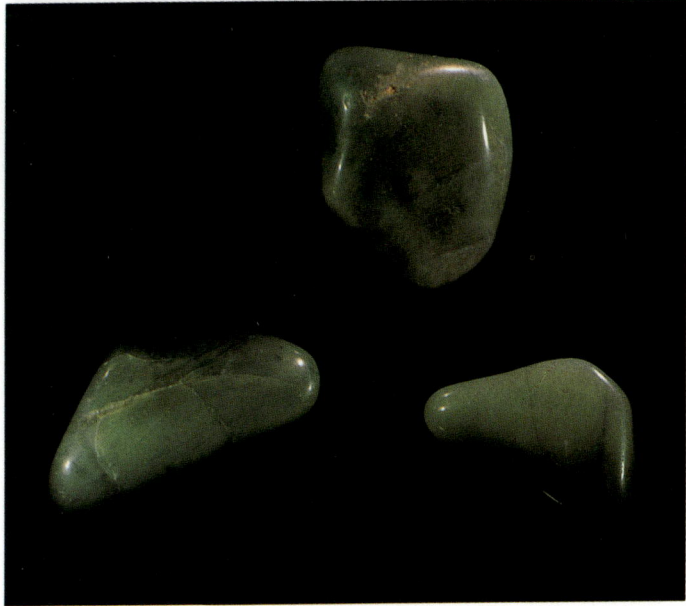

Prasem

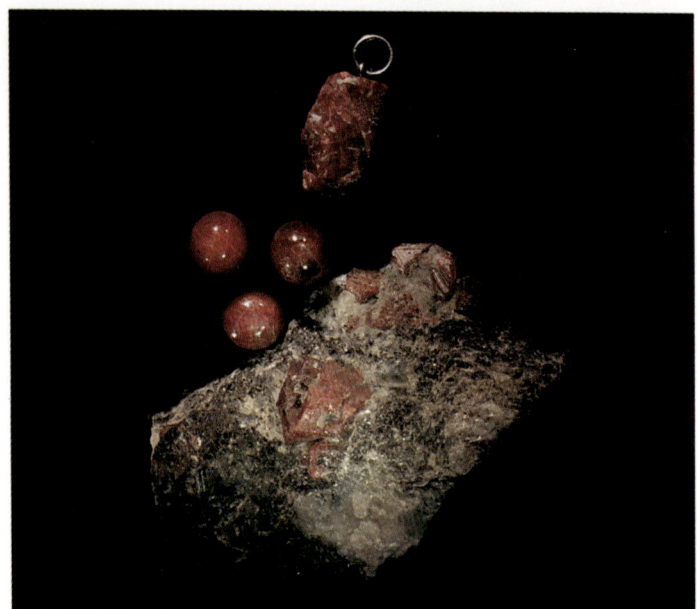

Rubin

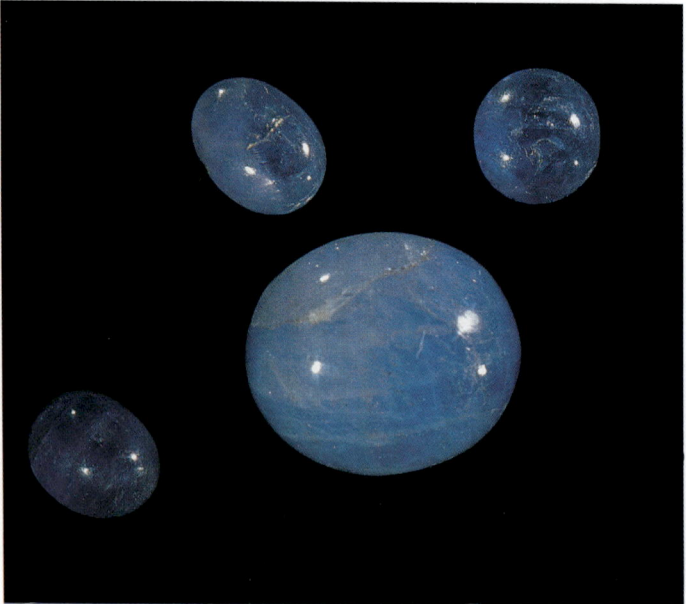

Saphir

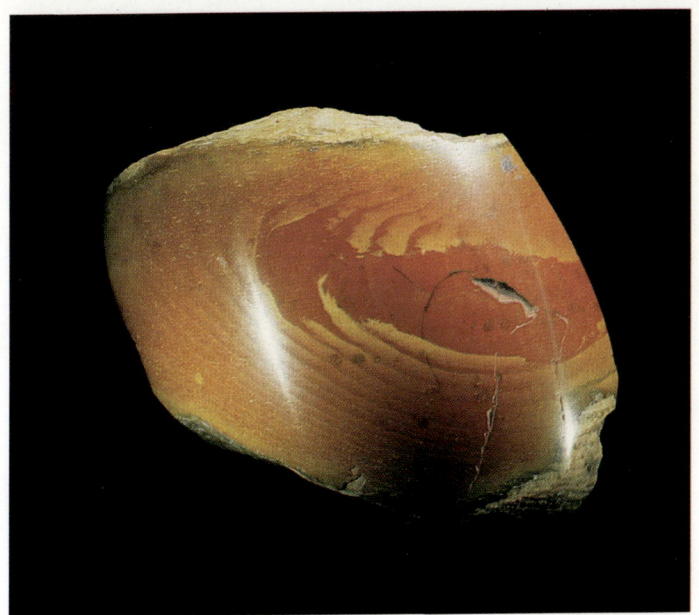

Sarder

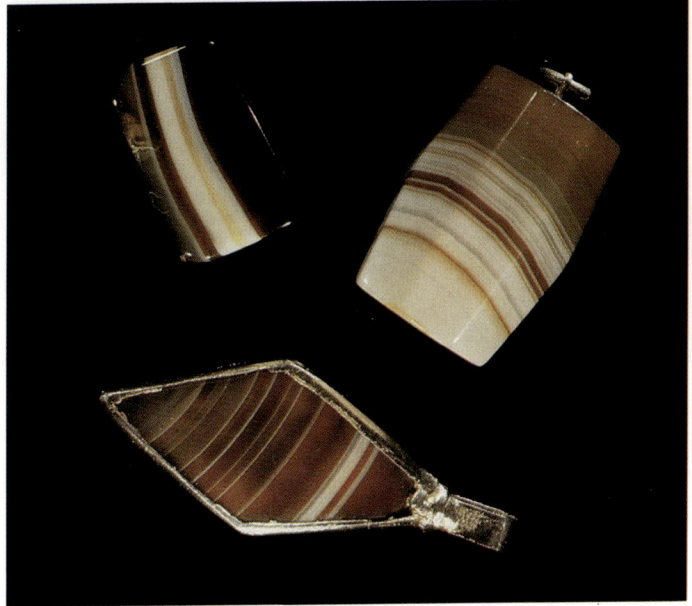

Sardonyx

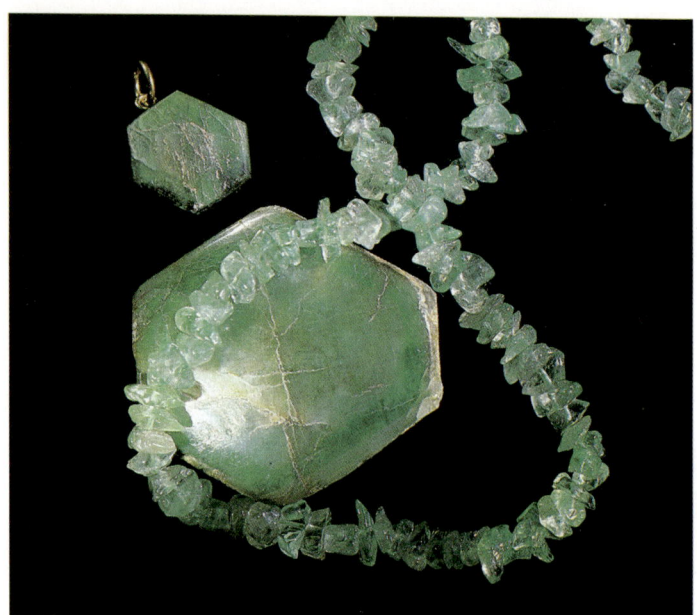

Smaragd

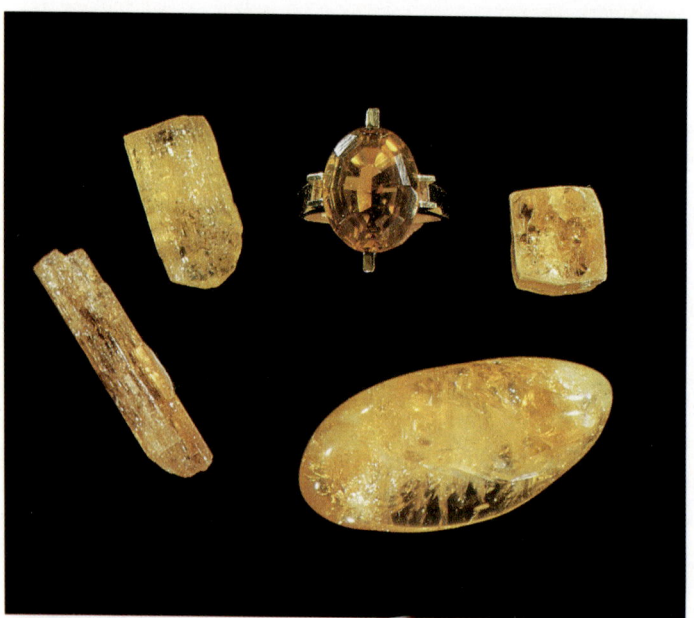

Topas

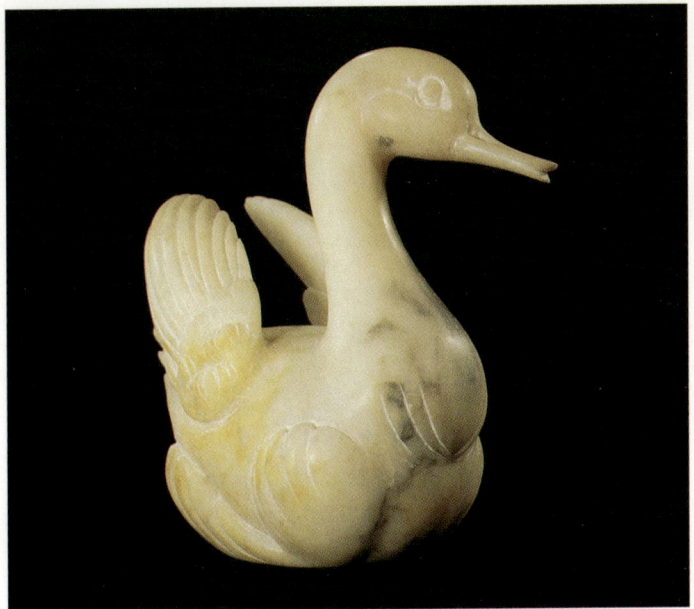

Alabaster

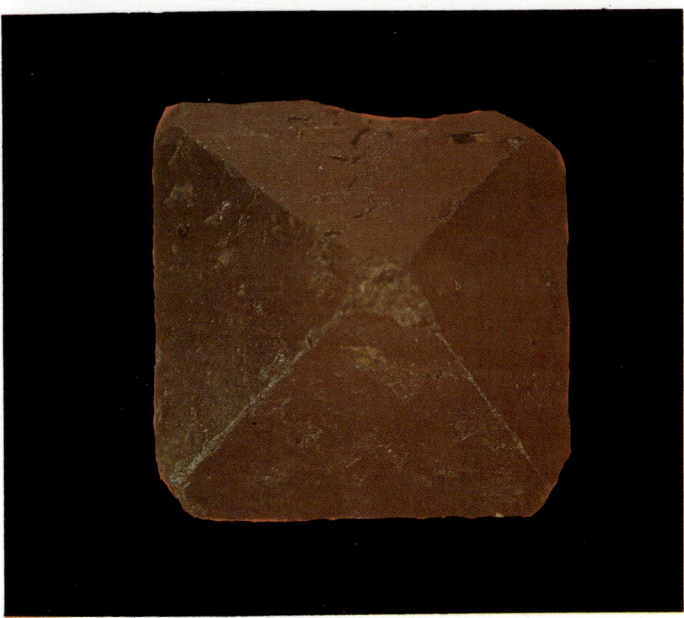

Magneteisenstein

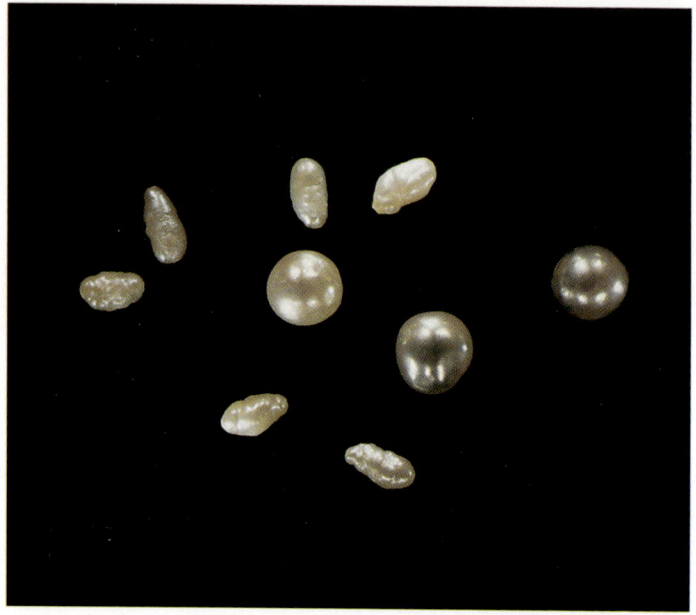

Meeresperlen (rund) und Flußperlen (reiskornförmig)

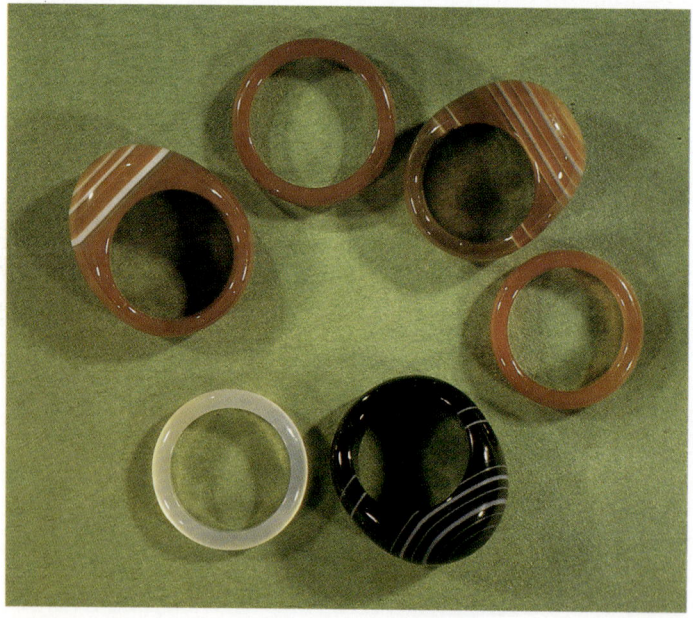

Schmuckringe aus verschiedenen Steinen

Rubin

Der karminrote Rubin und der himmelblaue Saphir sind Zwillinge aus der Edelsteinfamilie der Korunde, weil sie beide aus Tonerde (Al_2O_3) bestehen und sich nur in der Farbe unterscheiden. Spuren von Chromoxyd (Cr_2O_3) geben dem Rubin seine funkelrote Farbe. Am meisten beliebt ist das satte Karminrot, das »Taubenblutrot« der Steine aus dem schwer zugänglichen Hochtal von Mogok in Burma. Wie beim Saphir strahlen die Rubine gelegentlich wie Sterne (Strahlenrubine). Dieses Lichtphänomen, das man auch »Asterismus« nennt, wird von Einlagerungen strahlenförmiger Hohlräume verursacht. Rubine sind seltener als Saphire und daher kostbarer als Diamanten gleicher Größe.

Der Name Rubin kommt aus dem Lateinischen »ruber« = rot. Im Altertum wurden alle roten Edelsteine »Anthrax« genannt, aus dem Griechischen »der dem Feuer gleicht, aber von ihm nicht angegriffen wird«.

Der Rubin darf nicht mit dem dunkelroten Granat verwechselt werden, obwohl im Mittelalter beide Karfunkel (lat.: carbunculum) genannt wurden. Die großen Rubine in den Schatzkammern und Kronjuwelen, wie zum Beispiel der weltberühmte Rubin des Schwarzen Prinzen im englischen Kronschatz oder

der riesige Peking-Rubin in der Schatzkammer des Kremls, sind keine Rubine, sondern Granate.

Bei Hildegard ist der »Carbunculus«, zu deutsch Karfunkel-Stein, ein Rubin. Albertus Magnus unterscheidet ebenfalls in seinem Mineralogie-Buch Rubine und Granate. Wenn die Ärzte von einem Karbunkel sprechen, meinen sie einen tiefgreifenden Abszeß, etwa auch einen Milzbrandabszeß mit einer blau-roten Färbung, wonach dieser Rubin »roter Karbunkel-Stein« genannt wurde. Der Rubin entsteht unter besonderen kosmischen Bedingungen:

»Der Rubin wächst bei Mondfinsternis (eclipsis lunae), wenn sich der Mond gleichsam aus Überdruß verfinstert. Denn manchmal verschwindet der Mond, um auf Gottes Befehl Hungersnot, Seuchen oder politische Veränderungen anzuzeigen. Dann sendet die Sonne ihre Kräfte ins Firmament und wärmt den Mond mit ihrer Glut und regt ihn durch ihr Feuer an, so daß er wieder aufgerichtet wird. Auf diese Weise bringt die Sonne den Mond wieder zum Leuchten, genauso wie jemand seine Zunge in den Mund eines anderen steckt, um ihn von dem Tode aufzuerwecken, wenn er schon fast gestorben ist. Und gerade zur selben Stunde wird der Rubin (Karfunkel-Stein) geboren. Daher hat er seinen Glanz vom Sonnenfeuer beim zunehmenden Mond bekommen, so daß er mehr bei der Nacht als am Tage leuchtet. So wächst er heran, bis daß die Wärme der Sonne ihn auswirft. Wie eine Mondfinsternis ist auch der Rubin selten, und seine Kraft soll mit großer Vorsicht und Sorgfalt benutzt werden.« (PL 1259 A)

106

Hinter diesem Hildegard-Text verbirgt sich eine großartige technische Anwendungsmöglichkeit, die wir heute als LASER-Technik bezeichnen. (Laser = Light Amplification by Stimulated Emission of Radiation.) Wie der Mond durch die Sonne zum Leuchten gebracht wird, so leuchtet der Rubin-Laser, wenn kurzwelliges unsichtbares Licht auf ihn fällt. Dabei werden die in ihm vorhandenen Chrom-Ionen angeregt, ihr rotes Licht auszusenden.

Die von Hildegard beschriebene Mund-zu-Mund-Beatmung spielt eine große Rolle zur Wiederbelebung von Schwerverletzten oder Ertrunkenen; wir nennen sie heute Reanimation.

Der Rubin entfaltet seine Heilwirkung bei plötzlichen Erkrankungen, wie sie bei der Virengrippe, den Masern, der Darmgrippe mit Durchfall und sogar bei der Kinderlähmung auftreten. Das Wort »Sucht« (Seuche) schließt auch die Vorstellung einer epidemieartigen Massenerkrankung ein.

»Wenn jemand eine Sucht (akute fieberhafte Erkrankung), Schüttelfrost mit Fieber (riddo = altdeutsch: Ridden), ein anderes Fieber oder Gicht oder sonst irgendeine schwächende Erkrankung befällt, dann lege einen Rubin um Mitternacht, weil dann seine Kraft besonders stark ist, auf den Nabel des Kranken, und zwar gerade dann, wenn eine Änderung der Säfte stattfindet. Laß ihn aber unter keinen Umständen länger auf seinem Nabel, als bis jener Mensch spürt, daß er vom Rubin warm geworden ist. Dann nimm ihn sofort weg, weil seine Kraft jenen Menschen und alle seine Eingeweide mehr durchdringt als sonst eine Medizin aus

Salben es tun könnte. Denn wenn er ihn länger über seinem Nabel liegen läßt, würde seine Kraft in den ganzen Körper dringen, so daß er austrocknen würde; aber richtig angewandt räumt dieser Stein mit allen Infektionskrankheiten auf und vertreibt sie vom Menschen.« (PL 1259 B)

Unter den Eingeweiden *(viscera)* versteht Hildegard Eingeweide der Bauchhöhle: Nebennieren, Bauchspeicheldrüse und Unterleibsorgane, die teilweise entwicklungsgeschichtlich aus der Nabeleinstülpung entstanden sind.

Die Rubin-Tiefenwirkung auf den Organismus darf nicht mit Resorption von Stoffen wie bei normalen Salben verglichen werden, sondern man muß sich hier eine Anregung von Headschen Zonen oder Schmerzzentren vorstellen.

»Wenn einer Kopfweh hat, lege er den Rubin eine kurze Weile auf seinen Scheitel, nämlich solange, bis seine Haut dort warm geworden ist. Dann nehme er ihn sofort wieder weg, denn die Kraft dieses Steines durchdringt seinen Kopf schneller und stärker als die allerwertvollste Salbe oder auch ein Balsam. So wird es seinem Kopf besser gehen.« (PL 1259 C)

Wir haben bereits beim Rubin-Laser gesehen, daß seine Kraft so stark ist, daß er Metallmaterial zu bearbeiten imstande ist. Auch hier finden wir wieder den Hinweis, den Rubin mit großer Sorgfalt und Vorsicht zu benutzen, nur solange bis auf der Haut eine Erwärmung zu verspüren ist. Obwohl wir bei

der Rubin-Anwendung noch keine »Brandblasen«
beobachtet haben, übt der Rubin schon innerhalb
von ein bis zwei Stunden seine Heilwirkung aus.

Wenn Sie daran interessiert sind, Ihre Kleider und
Haushaltsgegenstände vor Alter und Zerfall zu be-
wahren und die neuen chemischen Konservierungs-
mittel nicht anwenden wollen, könnten Sie es mit
dem strahlenden Rubin probieren:

»Wenn du diesen Stein auf Kleider oder andere
Sachen legst, werden Sie dauerhafter oder modern
nur schwer.« (PL 1259 D)

Aufgrund seiner Entstehung sind im Rubin gemäß
Hildegard kosmische Mächte wirksam, so daß krankmachende atmosphärische Einflüsse durch den Rubin
abgewendet werden können.

»Überall, wo sich ein Rubin befindet, können die
Luftgeister ihr Gaukelspiel nicht voll ausführen
weil sie den Rubin fliehen und ihm ausweichen.«
(PL 1259 D)

Menschen, die sich großen Stimmungsschwankun-
gen ausgesetzt fühlen, wird daher empfohlen, immer
einen Rubin bei sich zu haben.

Saphir

»Der Saphir ist der heiterste aller Edelsteine von der
Farbe des Himmels. Er macht den Geist frei und
beglückt das betrübte Herz«, schrieb Albertus Mag-
nus um 1260, rund 100 Jahre nach Hildegards *Physika*,
in seinem Mineralienbuch *De Mineralibus*. Auch bei
Hildegard ist der Saphir der Stein der Weisheit und
Klugheit und verleiht dem Menschen durch seine
Kraft klaren Verstand.

Der Saphir kann in allen Regenbogenfarben leuchten, wie zum Beispiel der »fancy sapphire« – violett,
rosa, grün, mehrfarbig – gelb wie der Goldsaphir oder
weiß bis farblos wie der Leukosaphir. Die schönsten
Steine aber sind kashmirblau, weil man sie in Burma
findet, kornblumenblau in Ceylon oder himmelblau
in Thailand. Spuren von Eisen- und Titanoxyd verleihen dem Saphir die Blautöne, zum Unterschied vom
Rubin, dessen farbgebender Stoff das Chromoxyd ist.
Der blaue Saphir und der rote Rubin sind daher
Zwillingsbrüder aus der Edelsteinfamilie der Korunde (Tonerde Al_2O_3), die so hart sind, daß man mit
ihnen Metall schleifen, schmirgeln und bearbeiten
kann. Auf der Mohsschen Härteskala kommen sie
schon an zweiter Stelle nach dem Diamanten mit der
Härte 9.

Wie der Rubin kann auch der Saphir strahlenförmig leuchten (Strahlensaphir). Saphire findet man häufiger als die selteneren Rubine. Sie kristallisieren in größeren Kristallen, daher sind sie auch preiswerter zu haben.

Seit Jahrhunderten wird der Saphir als Edelstein geschätzt, besonders in der Kirche. Seit dem sechsten Jahrhundert trägt jeder Kardinal an seiner rechten, segnenden Hand einen blauen Saphir-Ring. Das Reichsevangeliar der deutschen Kaiser im Aachener Dom zeigt den thronenden Gott Vater mit einem blauen Saphir auf seinem Herzen. Kein anderer Stein war würdiger, diesen Platz einzunehmen.

Der Name stammt entweder von der Insel Sapphirine im Arabischen Meer oder aus dem Sanskrit »Saffir«, was soviel wie »dem Saturn zugehörig« bedeutet.

Heute ist der blaue Saphir der Monatsstein des Septembers, wo er ebenfalls Klugheit und Vernunft verleihen soll.

Rubine und Saphire kann man jetzt auch durch Zusammenschmelzen von Tonerde mit den farbgebenden Elementen Titan, Chrom oder Eisen herstellen. Diese synthetischen Steine lassen sich nur sehr schwer von natürlichen unterscheiden. In Ceylon kann man heute auch diese Steine in den Bergen »finden«. Auf sogenannten geologischen Exkursionen zeigt einem der Bergführer im Hochland die »Fundorte«, wo man dann tatsächlich die schönsten (künstlichen) »Saphire« in reicher Anzahl findet.

Nach Hildegard entsteht der Saphir nach der Mittagszeit aus der Sonnenglut:

»Der Saphir ist warm und wächst nach der Mittagszeit, wenn die Sonne in ihrer Glut so stark brennt, daß die Luft von dieser Glut geradezu etwas dick wird. Dann durchdringt der Sonnenglanz infolge der allzu großen Hitze, die er dann besitzt, so sehr die Luft, daß ihr Glanz nicht so vollkommen erstrahlt wie sonst, wenn die Luft eine mäßige Temperatur hat. Deshalb ist auch der Saphir trüb und von mehr feuriger Art als von luftiger oder wässriger Beschaffenheit.« (PL 1253 B)

In Übereinstimmung mit dem Text findet man in der Natur meistens undurchsichtige, trübe Saphire mit blauem Glanz. Es gibt aber auch eine Edelsteinqualität mit klaren, durchsichtigen, tiefblauen Steinen.

Der Saphir symbolisiert bei Hildegard die vollkommene Liebe zur Weisheit, denn durch seine Kraft verleiht er dem Menschen einen klaren Verstand, vertreibt Geisteserkrankungen, Zorn und Ungeduld und wird auch bei Augenleiden eingesetzt:

»Welcher Mensch das Fell im Auge hat, halte einen Saphir in seiner Hand oder erwärme ihn am Feuer und berühre, nachdem er ihn angehaucht oder irgendwie sonst befeuchtet hat, das Häutlein in seinem Auge. So soll er drei Tage morgens und abends verfahren, und das Häutlein wird sich verkleinern oder verschwinden.« (PL 1253 B)

In der Augenheilkunde gibt es noch den Ausdruck Flügelfell, ein über das Auge wachsendes Häutchen, das mit der Zeit das Augenlicht nimmt. So etwas wird wohl gemeint sein. Denkbar wären wohl auch andere in die Pupillen einwachsende Hornhauttrübungen, die durch Geschwüre entstehen oder beim Herpes oder auch der sogenannten Parenchymatosa, wie wir es bereits beim Onyx beschrieben haben.

Den blauen Saphir kann man auch bei Bindehaut-Entzündungen verwenden, die mit Augenrötung (Ziliare Injektion, das Sich-Entzünden der Bindehaut rund um die Pupille) und starken Schmerzen einhergehen:

> »Wenn jemandem die Augen vor Schmerzen rot werden und geschwürig (*seregent*, altdeutsch für geschwürig, vielleicht auch sich entzünden; *serg* ist das Urwort für unsere heutige Sorge) oder wem die Sehkraft schwindet, der nehme nüchtern einen Saphir in seinen Mund und mache ihn mit seinem Speichel feucht. Mit dem Finger nehme man den Speichel vom Saphir und befeuchte damit seine Augen, und zwar so, daß auch der Saphir die Augen inwendig berührt, und sie werden geheilt werden und ganz klar.« (PL 1253 C)

Also das ganze Auge bestreichen, Augenlider, Augapfel, Bindehaut und eventuell auch die Hornhaut des Auges. Augenrötung und starke Schmerzen treten auch beim akuten Glaukom-Anfall auf, einem Anfall von Grünem Star. Ob man ebenfalls den Saphir gemäß der obigen Beschreibung anwenden könnte?

Oft beobachtet man, daß Rheuma-Patienten infolge ihrer großen Schmerzen sehr zornig und ungeduldig werden. Diesen psychosomatischen Zusammenhang nutzen wir in der Hildegard-Medizin mit dem Saphir:

»Aber wenn ein Mensch als ganzer vergichtet ist
(hoher Harnsäureblutspiegel), so daß er vor lauter
Schmerzen im Kopf und am übrigen Körper keine
Geduld haben kann, der nehme diesen Stein in
seinen Mund, und die Gicht in ihm wird weichen.«
(PL 1253 C)

Rheumatische Kopfschmerzen, die auf den Saphir
ansprechen, werden auf die Ungeduld zurückgeführt.
Vermutlich sind die Kopfschmerzen gemeint, wie sie
bei der Arteriosklerose auftreten. Die Belastung durch
Ungeduld, Zorn, Kummer, Sorge führt ebenfalls zu
Ablagerungen und Verhärtungen an den Gefäßen, so
daß wir auch die Arteriosklerose dem rheumatischen
Formenkreis zuordnen können. Wiederum wird der
Saphir angewandt, diesmal als Ring:

»Wer vom Zorn heftig erregt wird, der nehme
sogleich einen Saphir in den Mund, der Zorn wird
erlöschen und weichen.
Wenn dieser Stein in einem Ring aus reinstem
Gold ohne irgendwelchen Metallzusatz (›Blech-
mal‹) gefaßt wird, lege der Mensch diesen reinen
Goldring mit dem (rein-)gefaßten Stein als Heilmittel in seinen Mund, und es schadet ihm nichts.
Wenn aber noch etwas anderes als Gold dabei ist,
so nehme er diesen Ring nicht in seinen Mund,
weil dann der Stein nichts nützt, denn Gegensätz-
lichkeit ist im Ring.« (PL 1254 A)

Ob Hildegard hier die Kriechströme meint, die
man im Mund messen kann, wenn man zum Beispiel
Gold und Quecksilber als Zahnplomben verwendet?

Wir bekommen einen tiefen Einblick in die Heilungsvorgänge durch die Hildegard-Medizin. Der Saphir-Ring ist eine Möglichkeit, womit der Rheumatiker Zorn und Ungeduld überwindet. Eine andere Möglichkeit besteht darin, im Fasten den Zorn loszuwerden und Geduld einzuüben.

In ihrem Buch *Der Mensch in der Verantwortung* beschreibt Hildegard unter dem Laster Nummer 6 den Zorn *(ira)*, der als seelischer Konflikt die Heilung blockiert und die Geduld *(patientia)*, die ihn aus seinem Leiden wieder herausführen kann. Diese Wende geschieht im Fasten, wobei der Rheumatiker Opfer bringen muß, um seinen Körper von den rheumagenen Schlackenstoffen zu befreien, die er sich durch jahrelange Fehlernährung (Küchengifte) und Überernährung zugelegt hat. Zur ganzheitlichen Rheumatherapie nach Hildegard gehören auch der Aderlaß und das Schröpfen. Dabei werden die krankmachenden *(infirmi)*, schädigenden *(noxi)* und falschen *(mali)* Säfte *(humores)* aus dem Körper entfernt und körpereigene Heilmittel freigesetzt. Zudem stehen uns 106 Rheumamittel zur Verfügung, die individuell für jeden Rheuma-Patienten ausgesucht werden müssen.

Möchten Sie nicht auch jeden Tag ein bißchen schlauer werden? Ich kenne bereits mehrere Hildegard-Freunde, die mit dem Morgensaphir den Tag beginnen, um sich auf ihr Geschäft vorzubereiten. Sie brauchen nur morgens an dem Saphir zu lecken:

»Welcher Mensch eine gute Auffassungsgabe (Verstand, Intellekt) und gute Erkenntniskraft haben möchte, der nehme täglich frühmorgens nüchtern beim Aufstehen den Saphir eine kleine Weile in seinen Mund, solange, bis dieser vom Speichel genügend an sich gezogen hat (bis sich ein Speichelfilm gebildet hat). Dann nehme den Saphir wieder aus dem Mund und erwärme etwas Wein (ein Glas) und halte den Saphir in den aufsteigenden Wasserdampf, damit er sich mit Tröpfchen beschlägt. Den Niederschlag schlecke er mit der Zunge ab und trinke auch vom Wein. Und so gelangt auch vom Speichel, durch den der Stein warm geworden ist, etwas in seinen Magen. Auf diese Weise wird er einen klaren Intellekt, einen reinen Verstand haben, und sein Magen wird davon gesund.« (PL 1253 C/D)

Der Organzusammenhang Magen–Ingenium hat sicherlich etwas mit der guten Durchblutung zu tun, die sich bei guter Verdauung und gesundem Magen einstellt. Sie können den Saphir auch als »Nürnberger Trichter« verwenden:

»Wer aber dumm ist, so daß ihm jede Art von Kenntnissen fehlt, er jedoch klug sein will und nicht klug sein kann, aber auch nicht voll Bosheit steckt, noch danach strebt, der bestreiche seine Zunge oft nüchtern mit dem Saphir, weil dessen Wärme und innewohnende Kraft mit der warmen Feuchtigkeit des Speichels die schädlichen Säfte vertreiben, die den Verstand des Menschen bedrücken, und so erhält der Mensch einen guten Verstand.« (PL 1253 D)

Wenn also ein Mensch deswegen schlauer sein will, um damit einen bösen Zweck zu befolgen, dann hilft der Saphir nicht. Bekanntlich können dumme Menschen sehr boshaft sein. Wenn dies der Fall ist: Hände weg vom Saphir! Meistens sind aber geistig behinderte Kinder oder auch mongoloide Kinder sehr lieb. Hier sollte der Saphir unbedingt eingesetzt werden, wenn es darum geht, die Kinder zu unterweisen. Wir empfehlen, den Saphir in einen Silberlöffel einzufassen. Dann kann er täglich abgeleckt werden.

Nach Hildegards Ansicht spielen bei fast allen Nervenleiden auch atmosphärische Einflüsse eine Rolle. Wir sagen »atmosphärisch«, Hildegard nennt's »von einem bösen Geist besessen«. Hier aber ist sicherlich die echte Besessenheit gemeint, wo unsichtbare Kräfte der Umgebung am Werk sind.

»Wenn ein Mensch von einem bösen Geist besessen ist, soll ein anderer Mensch den Saphir in Wachs legen und das Wachs in Leder einnähen und ihm den Lederbeutel um den Hals hängen und sprechen: ›Oh du schändlichster Geist, weiche sofort von diesem Menschen, so wie bei deinem ersten Sturz die Herrlichkeit deines Glanzes sofort von dir abfiel.‹
(lat.: ›O tu, turpissime spiritus, ab hoc homine festinanter recede, sicut in primo casu tuo gloria splendoris tui a te citissime cecidit.‹) Und der böse Geist wird sehr geplagt werden und wird von diesem Menschen weichen, außer wenn es ein ganz böser, ganz schlimmer (nichtsnutziger) Geist ist; und dem Menschen wird wohler.« (PL 1254 B)

Der Saphirwein kann für viele ein großartiges Mittel gegen den Liebeswahn sein, wenn die Ehe auf dem Spiel steht oder das Zölibat oder im Beruf, wenn

sich ein Lehrer vor dem Liebesdrang seiner Schüle-
rinnen schützen muß:

»Wenn aber der Teufel einen Mann in Liebe zu
einer Frau aufreizt, ohne daß dabei Magie und
Dämonenanrufung im Spiel sind, und dieser Mann
aus Liebe zu einer verrückt zu werden beginnt und
wenn der Frau dies lästig ist, dann gieße sie dreimal etwas Wein über den Saphir und spreche dabei
jedesmal: ›Ich gieße diesen Wein mit seinen brennenden Kräften über dich, so wie Gott dir, du
überheblicher Engel, deinen Glanz genommen hat,
damit du so die Liebe der brennenden Leiden-
schaft dieses Mannes von mir nimmst.‹
(lat.: ›Ego vinum hoc in ardentibus viribus super te
fundo, sicut Deus splendorum tuum praevaricante
angelo, abstraxit ut ita amorem libidinis ardentis
viri hujus de me abstrahas.‹)
Wenn die Frau das nicht tun will, so kann das an
ihrer Stelle auch ein anderer Mensch, dem jene
Verliebtheit auch zuwider ist, und jenem Mann vor
oder nach dem Essen mit oder ohne sein Wissen
während drei Tagen oder länger diesen Wein zu
trinken geben. Aber auch wenn eine Frau in Liebe
zu einem Mann entbrennt und dem Mann das
lästig ist, der soll mit dem Wein und dem Saphir
dasselbe wie beschrieben tun, und jener Liebes-
brand wird weichen.« (PL 1254 B)

Der Saphirwein ist für all jene gedacht, die in
besonderem Maße unter dem Liebeszwang leiden.
Ob man hierin vielleicht ein ideales Hilfsmittel für
Ordensleute sehen kann?

Sarder

Den Sarder haben wir bereits beim Karneol erwähnt und darauf hingewiesen, daß man ihn durch sein bräunliches Braun vom mehr rötlichen Karneol unterscheiden kann. Noch ein anderer Edelstein ist von ihm zu unterscheiden, der durch weiße Zwischenschichten (Lagen) ausgezeichnete Sardonyx. Der Sarder ist einfarbig. Der heute Sarder genannte Edelstein (6) war fast sicher jener am Brustschild des Hohepriesters an erster Stelle genannte Stein. Ob er seinen Namen wirklich von der Stadt Sardes in Kleinasien hat, bleibt mehr als fraglich. Das Wort kommt wahrscheinlich vom Persischen »serd«, das heißt (hell)-braun(rot). Der Sarderstein ist ein durch Eisenhydroxid hellbraun gefärbter Chalzedon. Ob der orangefarbene Sardit (3, S. 140) auch ein Sarder oder doch eher ein Karneol ist, weiß ich nicht.

Was ihm die Tradition für Kräfte zuschreibt, dürfen wir hier vernachlässigen, weil in der Überlieferung Sarder und Karneol laufend verwechselt werden. Unser Wissen um die Kräfte des Sarder beginnt mit Hildegard. Seine Wirkungen hängen mit dem kosmischen Entstehungsbild zusammen. Der (braune) Sarder ist gewissermaßen das konzentrierte Herbstbraun unserer Laubwälder. Man könnte auch daran denken, daß im Sarderstein ein bestimmter Teil des (ultra)-

roten Lichtspektrums »eingefangen« wurde. Bei Hildegard steht:

> »Der Sarder erwächst nach der Mittagsstunde durch einen Schwall von Regengüssen, wenn die Blätter der (Laub-)Bäume sich zersetzen (braun werden), also dann, wenn die Sonne (noch) richtig warm, die Luft aber schon kalt ist und die Sonne sie durch ihre eigene Röte erwärmt (fovet). Darum ist er rein und (nur) aus Luft und Wasser (zusammengesetzt) und wohl abgestimmt in seiner temperierten Wärme, und wehrt durch seine Inkraft das Unheil (plötzlich) hereinbrechender Seuchen ab. (adversitates pestilentiae)« (PL 1254 E)

Diese Grundwirkung, Epidemien abzuwenden, gilt für die folgenden drei Krankheiten. Bei einem der genannten (epidemischen) Fieber wäre zunächst an die Neuro-Kopf-Grippe zu denken, auch eine Hirnhaut-Tbc wäre möglich. Allerdings werden die Anweisungsvorschriften bei allen Medizinschulen auf Ablehnung stoßen.

Beim Sarderstein finden sich drei Beschwörungsformeln. Ich muß das bringen, weil auch das Hildegard ist, obwohl die bisherigen Handschriften hier auffallenderweise nicht ganz übereinstimmen. Die eine läßt das Gehörmittel aus, die andere das zweite Fiebermittel. Ich frage mich selbst, wozu eine solche Methode gut sein soll, wenn es doch auch noch andere und viel einfachere Fiebermittel bei Hildegard gibt? Aber so wurde es der Visionärin im Zusammenhang mit dem Sarder gezeigt. All das steckt im Sarderstein darin:

»Wenn ein Mensch an ganz massiven Verseuchungen und Krankheitszuständen im Kopfbereich erkrankt, so daß er davon ganz verrückt wird, binde er einen Sarderstein über den Scheitel mit Hilfe einer Wollkappe oder einem Tuch von reinem Leder und spreche dazu:
›So wie Gott den ersten Engel in den Abgrund hinabstürzte, so schneide ER von dir, N.N., diesen Wahnsinn ab und gebe dir das gute Wissen wieder zurück!‹ Und er wird geheilt.« (PL 1254 D)
»Wer durch eine Krankheit das Gehör verliert, der tauche diesen Sarderstein in reinen Wein, und feucht gemacht wickele er ihn in ein ganz dünnes (Leinen?) Tüchlein und stecke dieses ins taube Ohr. Dann gebe er noch zartes Werg darüber. Er soll es oft machen, und er wird das Gehör wiedererlangen.« (PL 1255 A)

Werg ist ein feines Hanf- oder Flachsgewirke. Wahrscheinlich tut es auch Watte, weil da offenbar die innere Erwärmung größer wird. Wir denken hier in erster Linie an den Gehörverlust nach Scharlach, Gürtelrose und Hirnhautentzündungen.

»Wenn einer die allerheftigsten Fieber in sich hat, die sich oft zu Akutfällen, Schüttelfrost und allerlei Übel im Menschen auswachsen, so daß die Haut äußerlich heiß zu werden beginnt, dann werfe er den Sarderstein sogleich in jenen Urin, den er nach dem ersten Schlaf läßt und spreche dazu:
›Mit dir werfe ich in diesen Urin jenen Glanz, der nach Gottes Willen im ersten der Engel erglänzte und der wieder zu Gott zurückkehrte, damit du,

Fieber, von diesem Menschen abfallst und zurück-
weichest!‹
Das mache er so in drei Nächten, weil der Urin des
Menschen nach dem ersten Schlaf am stärksten ist.«
(Wolfenbütteler Handschrift, Basel, Sarder A4)

Ob jemals ein Mensch zu dieser Entfieberungsme-
thode greifen wird? Das Heißwerden der äußeren
Haut bedeutet wohl ein Heraustreten hochfieberhaf-
ter Ausschläge bei Masern und Scharlach. Die von
Hildegard genannten Übel, die hernach kommen sollen, dürften die Nach-Krankheiten sein, Mittelohrent-
zündung, Lungenentzündung und Tuberkulose bei
den Masern, bei Scharlach Nierenentzündung und
dadurch bedingte spätere Hochdruck-Krankheiten.
Bei allem Respekt vor den Wunderheilungen Jesu
erinnert mich dieser Modus doch an jene Bibelstelle,
wo die fieberhaft erkrankte Schwiegermutter des
Petrus geheilt wird: »Und Jesus gebot dem Fieber,
und es verließ sie«. (Lk. 4,39). Der Herr des Wortes
kann mit einem Befehl das Fieber verjagen. Da bei der
folgenden Krankheit genau die gleiche Methode angewandt wird, bestehen zwischen beiden Leiden offenbar Beziehungen. Wahrscheinlich handelt es sich
dabei um eine infektiöse (fieberhafte) Gelbsucht.

»Aber auch wer Gelbsucht hat, verfahre wie beschrieben in gleicher Weise nachts mit dem Urin
und dem Sarderstein, spreche auch die vorgenannten Worte und tue das in den drei Nächten, und er
wird geheilt.« (PL 1255 A)

Als ich die Kurzfassung meines Edelsteinbuches

vor einigen Jahren schrieb, erhielt ich zufällig einen
Brief von einer Frau, die vermutete, daß wahrscheinlich einmal eine Zeit kommen wird, wo andere Medikamente versagen und dann erst die Stunde Hildegards schlägt. Das ist möglich, doch meine ich, älter
geworden, daß es vielleicht dereinst einige Hildegard-Freunde gibt, die von einer Hildegard-Heilung
mehr erwarten als von einer Heilung durch Antibiotika. Vielleicht gilt das ähnlicherweise auch von dem
letzten Sarderstein-Mittel.

»Wenn ein schwangeres Weib vor Schmerzen nicht
entbinden kann, bestreiche mit dem Sarder ihre
beiden Lenden (Gegenden) und spreche:
›So wie du, oh Stein, nach Gottes Befehl am ersten
Engel gestrahlt hast, so tritt du, o Kind, als strahlen-
der Mensch hervor und beharrend in Gott!‹
Und alsogleich halte den Stein an die Austrittsstelle
des Kindes, nämlich an das weibliche Geburtsglied
(Schamteile) und sprich:
›Öffnet euch, Wege und Pforte, kraft jener Erschei-
nung, durch welche Christus als Gott und Mensch
erschien und die Riegel der Hölle öffnete, damit
auch du, Kind, zu dieser Pforte heraustrittst ohne
deinen oder deiner Mutter Tod!‹
Und schließlich binde noch diesen Stein in eine
Hüftbinde (*Zingulum*, Hüftschnur, Gürtel) und so
gürte sie mit dem Zingulum samt diesem Stein,
und sie wird (des Kindes) genesen *(curabitur).*«
(PL 1255 B)

Selbstverständlich hat die heilige Hildegard keine
Geburtshilfe betrieben und schon gar nicht auf diese

Weise. Hildegard gilt nicht einmal als Heilige, die man bei schweren Geburten anrufen könnte, wie etwa die selige Luitgart von Wittichen oder der Heilige Gebhard. Erst wenn Umstände eintreten sollten, die eine klassische, kunstgerechte Geburtshilfe unmöglich machen, darf man in verzweifelten Fällen auch auf dieses Hildegard-Mittel zurückgreifen. Dazu gehört sicher ein großer Glaube. Die Hildegard-Freunde werden ihn haben. Dann kann »Unmögliches« möglich werden. Einer meiner Patientinnen hatte man vor vielen Jahren gesagt, sie werde sterben müssen, wenn sie noch ein Kind bekäme, das vierte. Sie aber wollte nicht darauf hören. Es wurde die leichteste aller ihrer Entbindungen, und die Frau wurde über neunzig Jahre alt. Gerade diese Tochter hing mit rührender Liebe an ihrer Mutter und pflegte sie bis an ihr seliges Ende.

Sardonyx

Kein geringerer als Gotthold Ephraim Lessing wollte den Sardonyx nur gelten lassen, wenn er die (Farb-)Bänderung schwarz-weiß-rot zeigt (4, S. 312). Das Schwarz-weiß soll er vom Onyx haben. Wir sind heute zufrieden, wenn der Sardonyx in die rotbraune Sarderfarbe die weiße, möglichst scharf abgegrenzte (Onyx–)Bänderung einbringt. Seit der Geheimen Offenbarung (21,19) zählt er auch zu den biblischen Steinen. Man sagt, daß Königin Elisabeth II. von England privat kaum Schmuck trägt – bis auf einen Sardonyx-Ring mit dem eingeschnittenen Familienwappen. Ob das auf eine alte Tradition zurückgeht? Wohl kaum aber auf Hildegard von Bingen, wenn in ihrem Steinbuch zu lesen steht:

»Wenn ein Mensch plötzlich von Sucht befallen wird und er hernach dabei ins Schwitzen kam und es ihm dann besser geworden ist, dann stecke er den Sardonyx in einem Ring (gefaßt) an seinen Finger, und er wird nicht wieder in die Sucht fallen.« (PL 1253 A)

Das deutsche Wort Sucht kommt im ganzen Heilmittelbuch Hildegards meines Wissens nur bei den Steinen vor. Aus der Volksmedizin weiß ich, daß Sucht eine epidemisch auftretende (infektiöse) fieber-

125

hafte Durchfall-Krankheit ist, etwa im Sinne einer Darmgrippe. Damit stimmt die für Hildegard typische Bezeichnung *acuta* überein, die in der Wolfenbütteler Handschrift an Stelle von Sucht steht und vermutlich dem ursprünglichen lateinischen Hildegard-Text entspricht. Diese acuta ist ein (Darm-)Fieber, bei dem nach Hildegard der Schweißausbruch zum Heilungsprozess nötig ist und nicht unterbunden werden soll, wie das auch aus unserem Text hervorgeht.

Die zwei weiteren Sardonyx-Mittel Hildegards gehören zur Psychosomatik und könnten die Rechtfertigung sein, wenn der Apostel Johannes diesen Stein als fünften Grundstein des himmlischen Jerusalem geschaut hat:

>Wenn ein Mensch den Sardonyx auf der bloßen Haut bei sich trägt und ihn auch (noch) oft in seinen Mund nimmt, damit sein Atemhauch darüber hinstreicht, ihn herauszieht und dann wieder in sich hineingibt, dann werden davon Intellekt und Wissen und alle Sinnesempfindungen seines Körpers gekräftigt. Also werden von diesem Menschen großer Zorn und Dummheit und Undiszipliniertheit (Zuchtlosigkeit) hinweggenommen. Wegen solcher Reinheit haßt und flieht der Teufel (den Sardonyx).« (PL 1253 A)

Auch wenn sich diese Anwendung wiederum in keinem der früheren Edelstein-Bücher findet, so verknüpft doch Marbod von Rennes eine Verwendung des Sardonyx mit Bescheidenheit, Züchtigkeit und Schamhaftigkeit. Diese Gedanken leiten auf die dritte Sardonyx Anwendung Hildegards hinüber:

»Wenn ein Mann oder eine Frau von Natur aus stark in sinnlichen Gelüsten entbrennen, dann soll er als Mann den Sardonyx an seine Leistenbeugen (Lanken) (inquina), die Frau aber über ihren Nabel legen, und sie werden von jenem Sinnenbrand Heilung erlangen.« (PL 1253 A)

Die Schenkelbeugen beim Mann, der Nabel bei der Frau sind bekannte erogene Zonen. Man achte darauf, einen echten Sardonyx zu bekommen, weil es viele Fälschungen gibt.

Wie bei jedem Edelstein beschreibt das Steinbuch Hildegards mystisches Wissen das Werden des Sardonyx:

»Der Sardonyx ist warm, wächst an einzelnen Tagen, wenn die sechste Stunde schon vorbei ist und wenn von der neunten Tagesstunde bereits eine Linie verstrichen ist. Dann wird er von einer reinen Sonne gewärmt, sobald die Sonne in ihrer Reinheit leuchtet, weil die Luft kalt zu werden anfängt. In seiner Art hat er wertvolle Kräfte. Den fünf Sinnen des Menschen teilt er gewisse eigene Kräfte zu und ist für sie eine Art Heilmittel, weil er aus der Sonnenreinheit geboren wird, wenn in der klaren Sonne nichts mehr stinkend erscheint.« (PL 1252 D)

Eine schlüssige Erklärung für aiesen Text zu geben ist mir nicht möglich, auch wenn ich vermute, daß unter anderem auf die in den Nachmittagsstunden (16 Uhr) restlos verschwundenen Morgendünste angespielt werden soll. Beim Onyx ist genau das Gegenteil beschrieben.

127

Smaragd

Der Smaragd ist der grasgrüne Bruder des Berylls, zu dessen Familie noch der hellblaue Aquamarin gehört. Das Grün edler Smaragde ist so unvergleichlich schön, daß sie zu den kostbarsten und geschätztesten Edelsteinen zählen. Dabei ist es nur eine Spur von Chromoxyd, die dem Smaragd seine herrliche Farbe verleiht. Das Innere des Smaragdes wird von mikroskopisch kleinen Kristallen, Hohlräumen und Einschlüssen durchzogen, die an das Frühlingsgrün von Wiesen, Wäldern und Gärten erinnern. Dieser »Blick ins Innere« offenbart sich aber nur in edlen, klaren Smaragden. Normalerweise ist der Stein undurchsichtig und gefleckt.

»Nichts grünt grüner als der Smaragd«, schreibt Plinius und berichtet, daß man im alten Rom durch den Smaragd überanstrengte Augen stärken kann. Hildegard beschreibt, daß sich die Augen erholen, wenn man einen grünen Rasen so lange ansieht, bis die Augen vom Weinen naß werden und das Grün des Grases sie rein und klar macht (Ursachen S. 152).

Der Smaragd nimmt alles frische Grün der Natur auf und kristallisiert es in sich als Stoff des Lebens (viriditas).

»Der Smaragd wächst früh morgens bei Sonnenaufgang, wenn die Sonne auf ihrer Umlaufbahn mächtig ist, dann ist das Grün (viriditas) der Erde und der Pflanzen am kräftigsten, weil die Luft noch kalt und die Sonne schon warm ist; und dann saugen die Pflanzen das Grün so stark in sich ein wie ein Lamm, das Milch saugt, so daß die (Sonnen-)Hitze des Tages kaum ausreicht, das Grün des Morgens garzukochen und so weit zu reifen und zu Nährstoffen zu verarbeiten, so daß sie fähig werden, Früchte hervorzubringen.« (PL 1249 B)

Hinter diesem einfachen Hildegard-Text verbergen sich komplizierte biosynthetische Zusammenhänge, die wir heute Photosynthese nennen. Bei den Pflanzen hat der amerikanische Chemiker Melvin Calvin die Biosynthese der komplizierten Inhaltsstoffe aus den vier Elementen Luft (Kohlenstoffquelle), Wasser und Erde (Mineralsalze) mit Hilfe von Sonnenenergie (Feuer) untersucht und dafür den Nobelpreis erhalten. Bei diesem Prozeß entstehen in den Pflanzen aus dem Kohlendioxyd der Luft und Wasser Sauerstoff und Kohlehydrate, wobei die benötigte Energie vom grünen Blattfarbstoff Chlorophyll aus der Sonne beschafft wird.
Von Millionen grüner Blätter wird aus der Luft die Kohlensäure (CO_2) begierig aufgesaugt und von der Sonnenenergie durch den grünen Blattfarbstoff in Kohlenstoff und Sauerstoff gespalten. Aus dem Kohlenstoff und den Mineralstoffen der Erde entstehen in den Pflanzen die unzähligen Nährstoffe ihrer Früchte (Eiweiße, Kohlehydrate und Fette), Vitamine, Duftstoffe und Pflanzenfarbstoffe und Millionen von pflanzlichen Arzneimitteln (Alkaloide, ätherische

Öle, Bioflavonoide, Enzyme, Gerbstoffe, Schleim-
stoffe und Geschmacksstoffe) und natürlich die Holz-
Zellulose.

Die Atmung ist der umgekehrte Prozeß, wobei
durch die Verbrennung der Kohlehydrate mit Sauerstoff die Lebensenergie im Organismus gewonnen
wird.

$$CO_2 \ + \ H_2O \ \xrightarrow{\text{Sonne}} \ O_2 \ + \ (CH_2O)$$

$$\text{Kohlen-}\atop\text{dioxyd} + \text{Wasser} \xleftarrow{\text{Atmung}} \text{Sauerstoff} + {\text{Kohle-}\atop\text{hydrate}}$$

Seit jeher war der Smaragd als Verbündeter im
Kampf gegen die Krankheiten geschätzt; noch heute
tragen die Ärzte in Lateinamerika und Nordafrika
einen Smaragd-Ring am Finger. Sowohl Marbod von
Rennes (1035 bis 1123) als auch Albertus Magnus
(1193 bis 1280) berichten über die Heilkraft des Smaragds, wobei sie in Übereinstimmung mit dem Hildegard-Text die Anwendung bei der Epilepsie empfehlen.

Im Smaragd sind starke Kräfte verborgen: die Heilkraft, die Fruchtbarkeit (Sexualität) und die Lebenskraft (viriditas).

»Deshalb ist auch der Smaragd stark wirksam
gegen alle Schwächezustände und Hinfälligkeiten
des Menschen.« (PL 1249 B)

Von Hildegard werden sechs spezielle Smaragdan-
wendungen empfohlen. Mit einem Smaragd an der

130

Kette oder – sehr beliebt – einen sechseckigen Smaragd in den Bauchnabel gesteckt, verschwinden Druckgefühl und Schmerzen beim gastrokardialen Symptomenkomplex, also bei Herzschmerzen mit Blähungen und Zwerchfellhochstand.

»Wenn daher jemand im Herzen und im Magen oder in der Seite Schmerzen leidet, der trage einen Smaragd bei sich, so daß sein Körperfleisch von jenem Smaragd warm werde, und es wird ihm (besser gehen) wohler.« (PL 1249 B)

Der Smaragd schützt vor Grippe-Virus-Fieber, Gicht oder Malaria-Anfällen, überhaupt bei jeder Art von Krankheitskeimen, die ins Blut gelangen. Auch schwere rheumatische Attacken können mit dem Smaragd abgewendet werden.

»Wenn aber jene Krankheiten (*pestes* = Verpestungen, Verseuchungen) in ihm so aufwallen, daß sie sich von ihren ›Stürmen‹ (Toben) nicht halten können, dann nehme jener Mensch sogleich einen Smaragd in seinen Mund, damit er von seinem Speichel feucht werde, und so führe er den Smaragd oft in seinen Körper (Mund) ein und aus, und die plötzlichen Wallungen jener Krankheiten werden zweifellos weichen.« (PL 1249 C)

Die kunstgerechte Behandlung der fieberhaften Virusgrippe verlangt zusätzlich den Einsatz von Grippe-Kräutern, eventuell mit Akelei-Tropfen, und als Fiebermittel Galgant und Himbeerwasser oder Meisterwurzwein für drei bis fünf Tage. Aber bitte

nicht mit dem Meisterwurzwein vor der Zeit aufhören, sonst kommt das Fieber wieder!

Mit dem Smaragd kann der Epileptiker wenigstens
seinen Dämmerzustand verkürzen:

>»Wenn jemand von der Fallsucht (Epilepsie)
geplagt hinstürzt, soll man ihm schnell einen Smaragd in seinen Mund stecken und sein Geist wird
wieder aufleben. Hat er sich dann wieder erhoben
und den Stein aus seinem Mund genommen, so
blicke er ihn scharf an und spreche: ›So wie der
Geist des Herrn den Erdkreis erfüllt hat, so erfülle
er das Haus meines Körpers mit seiner Gnade, daß
es nie von der Stelle gerückt werden kann.‹ – ›Sicut
sprititus Domini replevit orbem terrarum, sic
domum corporis mei sua gratia repleat ne ea
unquam moveri possit.‹« (PL 1249 C)

Der Smaragd hilft besonders bei der Epilepsie von
Kindern und Jugendlichen. Aber auch Erwachsene
werden diese Hilfe dankbar annehmen, wenn sie
früher aus ihrem Dämmerzustand erwachen können.
Auf jeden Fall soll der Epileptiker zusätzlich eine Diät
einhalten, die wir in unserem Buch *Die Küchengeheimnisse der Hildegard-Medizin* veröffentlicht haben.
Ein anderes Epilepsiemittel ist das Achat-Wasser,
dessen Zubereitung im Achatkapitel beschrieben ist.
Wo gibt es sonst eine so umfassende natürliche Epi-
lepsie-Therapie? Man weiß zudem, daß durch »Epi-
leptika« epileptische Anfälle geradezu ausgelöst werden können (Paradoxe Reaktionen).

Selbst bei Kopfschmerzen kann man den Smaragd
anwenden. Zu mir kam ein junger Mann, der seit

seinem achten Lebensjahr unter Migräne leidet. Seit einigen Jahren verwendet er im Anfall den Smaragd, den er anhaucht und dann Stirn und Schläfen mit dem Stein befeuchtet. Seitdem sind seine Anfälle seltener und besser auszuhalten. Zwischen intensiven Kopfschmerzen und Epilepsie können in gewissen Fällen deutliche Parallelen bestehen.

Chronische Katarrhe, chronische Nebenhöhlenentzündungen kann man mit einer fast »homöopathischen« Smaragd-Wein-Bohnensuppe behandeln.

»Wenn einer sehr viel Schleim (*flecma* = Verschleimung) und sehr viel Speichel hat, erwärme er einen guten Wein, lege ein Leinentuch über ein Glas und auf das Tuch einen Smaragd und gieße den Wein über den Smaragd in das Glas. Das wiederhole man immer und immer wieder, als ob man den Smaragden auslaugen wollte (5×). Dann bereitet man aus diesem Wein und Bohnenmehl eine Suppe; er esse sie oft (fast täglich). Auch trinke er oft den so zubereiteten Wein. Es reinigt sein Hirn und läßt Schleim und Speichel abnehmen.« (PL 1250 B)

Zum Schluß wird noch ein sehr elegantes Mittel bei Nagelbett- und Fingervereiterungen erwähnt.

»Wenn einen Menschen Würmer (pathogene Bakterien/Keime) benagen, der lege ein Leinentuch über das Geschwür und binde darauf einen Smaragden und darüber weitere Leinen, wie einer, der Brennkegel gesetzt hat (Naturheilverfahren, um Geschwüre zum Aufbrechen zu bringen). So verfahre er, bis der Stein warm wird, und dies drei Tage lang, und die Würmer werden sterben.« (PL 1250 C)

Das hier beschriebene Ausleitungsverfahren mit dem Smaragd auf einem sterilen Leinentuch soll den Eiterherd beseitigen, wobei der vom Smaragd angezogene Eiter – damit sind die »Würmer« gemeint – von den Leinentüchern aufgesaugt wird. Ein ähnliches Verfahren hat neuerdings das Max-Planck-Institut in Freiburg entwickelt, wobei der Infektionsherd mittels einer Gelplatte aus Agar-Agar (Geliperm®) aufgesaugt wird. Ob es mit einem Smaragd auch geht? Hier haben wir die erste Wundbehandlung mit einem Zugpflaster, nur noch eleganter, da mit dem Smaragd keine resistenten Keime gezüchtet werden können wie bei Antibiotika.

Bis zur Entdeckung Amerikas waren Smaragde so selten und kostspielig, daß sie sich nur Kaiser und Könige leisten konnten. Die Smaragd-Minen der Kleopatra wurden im 19. Jahrhundert in Ägypten wiederentdeckt. Die spanischen Konquistadoren entdeckten im kolumbianischen Urwald die Minen der Inkas und brachten Smaragde in nie gekannter Qualität und Quantität nach Europa. Auch heute noch kommen die schönsten Smaragde aus den weltberühmten Minen von Chivor und Muzo. Der einzige mitteleuropäische Fundort ist das Habachtal bei Salzburg. Man findet Smaragde auch in Norwegen (Eidsvoll), Nordrhodesien, Südafrika (Transvaal), Brasilien (Balia, Goias, Minas Gerais), in Australien (Emmaville, Poona) und im Ural.

Der Smaragd (Aluminium-Beryllium-Silikat) hat eine hellgrüne bis dunkelgrüne Farbverteilung und ist oft rissig, gefleckt oder gestreift. Der fehlerfreie, durchsichtige Smaragd gehört zu den wertvollsten Edelsteinen. Für unsere medizinischen Zwecke genügen schon die billigsten Natursteine. Als einziger Edelstein hat der Smaragd auf der Mohsschen Härteskala eine Härte von 7½ bis 8. Alle anderen Edelsteine sind härter, wobei der Diamant der härteste ist (Härte 10). Der Bruch des Smaragds ist muschelig und spröde. Die Kristallform ist hexagonal, tonnenförmig in sechsseitigen Prismen. Die Smaragde liegen in Pegmatit-Gängen oder im Schiefer eingewachsen, teilweise auch auf sekundären Lagerstätten (Seifen).

Topas

Von allen bei Hildegard beschriebenen edlen Steinen
macht uns der Topas die meisten Schwierigkeiten.
Zunächst dürfen wir uns nicht täuschen lassen durch
die zahlreichen Falschbenennungen im Edelsteinhandel: Als indischen oder orientalischen Topas bezeichnet man den gelben Korund; den Citrin nennt man
auch occidentalischen, schottischen oder spanischen
Topas oder sogar überhaupt Topas beziehungsweise
Goldtopas. Zudem gibt es noch einen gebrannten
Amethyst, der Madeiratopas, Topasquarz oder ebenfalls spanischer Topas heißt. Der sogenannte falsche
Topas ist dagegen ein gelber Flußspat. Der echte
Topas hat in der chemischen Formel einen Fluoranteil
und gilt als fluorhaltiges Aluminiumsilikat mit 17
Prozent Fluor. Der Rauchtopas ist fast genau das
gleiche wie der Bergkristall, nur kein Topas.

Der wirkliche Topas hingegen heißt Edeltopas,
sibirischer oder sächsischer Topas und (echter) Goldtopas. Hinzu kommt außerdem, daß der echte Topas
keineswegs goldgelb zu sein braucht! Die Farbenviel-
falt ist verwirrend: Er kann farblos, rosa, braun-rot,
grünlich oder hellblau sein. Durch intensives Son-
nenlicht wird aus dem blauen der gelbe Topas. Wahrscheinlich ist dieser darum der häufigste. Von den
alten »Edelsteinkennern« wird der Topas gleich sechs

136

Tierkreiszeichen, also einem halben Jahr, als »Glücksstein« zugeordnet: Zwillinge, Löwe, Jungfrau, Waage,
Skorpion, November-Schütze. Da soll sich einer aus-
kennen! Und wofür er alles gut sein soll: Zur Beruhi-
gung der Nerven, zum klaren Denken, gegen Schlaf-
losigkeit, Gicht, Bindehaut-Eiterungen (1). Andere
geben Wirkungen an gegen Unfruchtbarkeit, Appe-
titlosigkeit, Hämorrhoiden, Epilepsie, Zorn, Traurigkeit und Gallenleiden wegen gelber Färbung (2).

Im Sanskrit steht für Topas pîta, was »der Gelbe«
bedeutet, und in der Bibel piteda. Vielleicht kommt
sein Name aber auch vom altindischen tapas, was
»Glut« bedeutet. Die (biblische) Tradition schätzt den
Topas hoch ein. Er wird nicht nur in den klassischen
Stellen (Moses, Ezechiel, Offenbarung) genannt, sondern auch im Buch Hiob (28,19), wo sein Wert den
Rang des Goldes hat. Ein Bischof Andreas von Caesa-
rea meint vom Topas: »Der Topas ist des (Apostel)
Matthäus Stein, denn diesem war es gegeben, seine
Gemeinde zu erleuchten, wenn ihr Herz verdunkelt
war, und alle zu heilen, die Augen haben und doch
nicht sehen.« (1, S. 66)

Hildegard, die die Edelsteine auch manchmal mit
den Aposteln in Beziehung setzt, weiß davon nichts;
dagegen läßt sie den Apostel Andreas einen reinen
Goldring mit einem Topas symbolisch der Gerechtigkeit als »Verlobungsring« an den Finger stecken, bei
seinem Martyrium »weil er den Sohn Gottes als Bräu-
tigam der Gerechtigkeit charakterisierte und (in seinem Evangelium) den reinen Glauben (Gold) ausge-
schmückt mit den Tugenden (Topas) in die Kirche
einbrachte«. (PL 1012 AB)

Wenn wir alle Klippen umgangen haben und einen

echten Edeltopas besitzen, was können wir dann mit ihm machen? Was schreibt Hildegard über seine (Heil-)Kräfte? Das ist's ja eben! Wir haben mit dem Topas Schwierigkeiten; es gibt viele Unsicherheiten. Die bisherigen (vier) Textüberlieferungen des Heilmittelbuches weichen diesbezüglich erheblich voneinander ab, wobei die eine Handschrift diesen Teil, eine andere jenen Teil ausläßt. Auch eingesprengte altdeutsche Worte wirken verwirrend. Anknüpfend an die oben genannten biblischen Bezeichnungen kennen alle Handschriften des hildegardischen Steinbuches beim Topas ein mystisches Morgengebet:

»Drücke allmorgendlich den Topas auf dein Herz und sprich: ›Gott, der über alles und über allem herrlich ist, verwerfe mich nicht bei seiner hohen Ehre, sondern erhalte, stärke und gründe mich auf seinen Segen!‹«

Oder im lateinischen Original:

»Deus, qui super omnia et in omnibus magnificatus est, in honore suo me non abjiciat sed in benedictione me conservet, confirmet et constituat!«

»So oft du solches tun wirst, meidet dich das Böse an diesem Tage.
Der überaus starke Topas hat von Gott diese Kraft, daß er (drohende) Schande vom Menschen weichen läßt, weil er beim Weichen der (Mittags-)Sonne wächst.« (PL 1256 B)

Der Wolfenbütteler Text fügt hinzu:

138

»Denn er läßt die bösen Geister erschauern und den Menschen fliehen, so daß sie ihn nicht dazu verleiten können, etwas zu tun, wovon er Verdruß haben könnte.«

So etwas brauchen wir heute mehr denn je. Schaden kann es nie. Wenn einer schon sonst nicht viel vom Beten hält und morgens auch gar keine Zeit dafür hat: den kurzen Topas-Spruch (namentlich in der lateinischen Fassung) kann man richtig lieb gewinnen.

Über »Entstehung« und die erwähnten Beziehungen des Topas zu der Tagesstunde – er ist der achte Stein in dieser Reihenfolge – schreibt Hildegard:

»Der Topas wächst um die neunte Stunde des Tages im Sonnenbrand, kurz bevor die neunte Stunde (voll) ist (15 Uhr). Dann ist die Sonne von der Hitze des Tages und durch die wechselnden Luftströmungen am allerreinsten und warm. Er hat etwas von Luft und von Wasser in sich, ist klar, und jene Klarheit gleicht dem Wasser. Seine Farbe ähnelt mehr dem Gold als dem Gelb.« (PL 1255 B)

Bei Hildegard hat der Topas eine gelbe Farbe. Trotzdem nehmen wir an, daß auch andersfarbige echte Topassteine die gleichen Kräfte haben.

Bei der nächsten Steinwirkung stoßen wir wieder auf Schwierigkeiten:

»Der Topas wiedersteht der Wärme und Vergiftungen (*fechnisse*) und duldet dies nicht, so wenig wie auch das (wogende) Meer Widriges ertragen kann.«

An Stelle von *fechnisse (Wolfenbütteler Handschrift)* steht in anderen Pergamenten *seichmisse* oder *freissamkeit*. Wir können keines dieser Worte schlüssig deuten. Aber auch der Hildegard-Text befaßt sich im weiteren mit den Vergiftungen:

>»Wenn ein Brot oder ein Fleisch (Gericht) oder Fisch oder sonst eine Speise oder Wasser oder Wein oder sonst ein Getränke Gift enthalten und ein Topas dort in der Nähe ist, dann entstehen Schwaden, wie das Meer schäumt, wenn Unreines in ihm ist. Wenn also der Mensch etwas ißt oder trinkt, halte er einen Topas am Finger (Ring) nahe an die Speise oder Getränke und beobachte ihn oft. Wenn Gift im Essen oder Trinken ist, schwitzt er sogleich.« (PL 1255 C)

Daß Meereswogen den Unrat als Schaum auswerfen und sich so reinigen, ist bekannt. Die Angst, mittels Speisen und Getränken vergiftet zu werden, war schon im Mittelalter groß, freilich mehr wegen der massiven Giftmordversuche als wegen der schleichenden Umweltgifte heute. Ich habe mir immer gewünscht, daß man bei so klaren Angaben doch einmal durch ein Experiment die Probe aufs Exempel mache. Richtig wurde ich jüngst angerufen. Man beklagte sich heftig am Telefon, daß versuchsweise echtes Gift ins Essen getan wurde, aber der beobachtete Topas nicht reagiert habe. Was ist dazu zu sagen? War es sicher ein echter Topas? Muß man ihn zu diesem Zweck als Stein im Fingerring tragen, so daß er schon vorher körperwarm ist?

Wir schrieben schon eingangs, daß uns der Topas Kummer macht. Das gilt auch vom nächsten Mittel:

»Wenn es jemandem in den Augen dunkel wird, so lege einen Topas drei Tage und Nächte hindurch in reinen Wein. Zur Nacht, wenn er dann schlafen geht, bestreiche er mit dem triefenden Topas seine Augen so, daß jene Flüssigkeit auch innen die Augen ein wenig erreiche. Nach dem Herausnehmen des Steines kann er diesen Wein fünf Tage lang benützen. So oft er nachher zur Nacht seine Augen bestreichen will, tauche er diesen Stein (wieder) in den beschriebenen Wein und mit dem wieder triefend feuchten umstreiche er wie vorher erwähnt die Augen. Das soll er oft machen. Alle fünf Tage muß er den Wein mit dem Topas wieder erneuern. Das macht die Augen klar wie das beste Augenmittel.« (PL 1255 C)

Unter Verdunkelung der Augen (caligare) werden bei Hildegard verschiedene Sehstörungen beschrieben. Bei diabetischer Retinopathie hat dieses Mittel auffallend gute Wirkung gezeigt. Eine Caligo-Form ist sicher der Graue Star vor allem dann, wenn, wie hier, beide Augen betroffen sind. Vielleicht erklärt uns ein Zusatz der guten Wolfenbütteler Handschrift einiges:

»Denn die Wärme und die Kraft dieses Steines, zusammengebracht mit ausgleichender Wärme und Stärke des Weines, verscheucht die pravos humores der sich verdunkelnden Augen.« (Basel, A 11)

Diese verdorbenen Säfte bedeuten bei Hildegard gestörte Hormone, was bei der Starbildung ursächlich mitspielen kann.

Die täglich bei uns eintreffenden Briefe lassen erkennen, daß unsere moderne Medizin gegen viele Augenleiden, abgesehen von Operationen, noch recht wenig Heilungsaussichten bietet. Es gibt aber auch kaum wirksame Naturmittel, so daß der einfache Einsatz dieses Topas-Weines (nebst dem hildegardischen Aderlaß!) zur Augenbehandlung willkommen sein wird.

Man läßt den Topas dreimal vierundzwanzig Stunden im Wein liegen (reiner Wein, Meßwein), und am folgenden Abend bestreiche man mit dem weinfeuchten Topas die Augenlider und läßt vom Topas-Wein auch ein wenig auf den Augapfel (Bindehaut, Hornhaut) einwirken. Der Stein wird danach nicht wieder in den fertigen Wein gelegt. An den folgenden fünf Tagen benützt man den Topas-Wein jeden Abend zum Befeuchten des Topassteines. Ab sechstem Tag wird ein neuer Topas-Wein auf die gleiche Weise in dreimal vierundzwanzig Stunden hergestellt. Und so fort. Während dieser drei Tage werden die Augen nicht behandelt. So der Hildegard-Text.

Das im folgenden beschriebene Fiebermittel läßt sich auch noch nicht in Gestalt einer modernen Krankheitsdiagnose wiedergeben, weil »die Fieber« (*febres*) bei Hildegard immer fiebernde Zustände, aber keine Krankheit bedeuten. Dazu gehören zum Beispiel die Wallungen der Wechseljahre. Das würde insofern zum Topasbild passen, als diese genauso wie der Graue Star erst in späteren Jahren auftreten:

»Wenn ein Mensch die Fieber hat, mache er mit dem Topas in weichem Brot drei Grübchen. In diese gieße er reinen Wein. Wenn sich der Wein

verflüchtigt hat, gieße er neuerdings Wein hinein.
Im Spiegel des in den Grübchen stehenden Weines
betrachte er sein Antlitz und spreche:
›Ich erblicke mich, wie wenn Cherubim und Sera-
phim im Spiegel Gott anblicken, damit er diese
Fieber von mir abtue.‹
So mache er oft und er wird geheilt.« (PL 1255 C)

Hildegard kennt viele wirksame und oft genau auf
bestimmte Krankheiten bezogene Fiebermittel, so
daß diese ausgefallene Anwendung wirklich nicht
nötig wäre. Aus Eigenem wäre sie sicher nicht auf
diese Idee gekommen und erst recht nicht, wenn sie
eine Ärztin gewesen wäre. Die Weisheit hat ihr beim
Topas solches visionär gezeigt, und so hat sie es
niedergeschrieben.

Wieder stehen wir vor einer Schwierigkeit bei
einem Topas-Mittel, wie wir es in unsere Medizin-
sprache übersetzen sollen. Allerdings fehlt es (ebenso
wie das nächste) in der guten *Wolfenbütteler Handschrift:*

»Wer leprös (aussätzig) ist, mache einen Ziegel-
stein sehr heiß und lege Haferspreu darauf, damit
es raucht. Über diesen dampfenden Rauch halte
den Topas, damit er sich beschlägt (schwitzt) und
streiche diesen Schweiß auf die Stelle des Aus-
satzes.
Hat er das getan, nehme er Olivenöl und mische
ein Drittel Veilchensaft darunter und salbe damit
jene Hautstelle, welche vorher mit der Topas-
feuchte bestrichen wurde. Er soll es oft machen.
Jener Aussatz wird zerbrochen werden und es dem

Menschen besser gehen – außer es ist sein Tod!«
(PL 1256 A)

Aussatz, Aussätzigkeit bedeutet nur selten jene
Krankheit, die wir heute als Lepra bezeichnen. Darunter verstehen wir verschiedene fleckige und meist
umgrenzte Haut-Effloreszenzen, wie Hildegards
Lehrbuch *Causae et curae* beschreibt. Auch der syphi-
litische Primäraffekt müßte in diesem Sinne als Lepra
gelten. Mit der »Todeskrankheit« könnte aber auch
zum Beispiel ein Melanomherd gemeint sein.
Das folgende Milzmittel, zu dem die *Wolfenbütteler
Handschrift* nur den Kommentar hat, gibt eine ganz
handfeste Anweisung zur Behandlung von Blutver-
giftung und septischen Milzschwellungen:

»Wer an der Milz leidet oder wer innere Fäulnis-
vorgänge hat, als würde er in seinem Körper inner-
lich vereitern (faulen), der lege fünf Tage lang einen
Topas in richtigen Maulbeerwein, nehme dann den
Topas heraus, koche den Wein auf, damit er dampft
und halte den Topas in die Dämpfe, damit er sich
beschlägt (schwitzt) und so sich das Kondenswasser (Schweiß) mit dem Wein vermischt. Schließlich
lege den Stein eine Stunde lang in diesen warmen
Wein. Aus diesem Wein bereite entweder eine
Suppe oder eine Brühe ohne Fett. Das soll er oft
machen und schlürfen. Seine Milz wird geheilt und
das innere Verfaulen zurückgehen.« (Pl 1256 B)

Die *Wolfenbütteler Handschrift* fügt hinzu:

»Der Maulbeerwein hat nicht von sich aus, sondern

144

woandersher seine Kräfte. Wenn man den Topas in die Dämpfe hineinhält, bindet er die Kräfte des Maulbeerweines an sich, so daß der Maulbeerwein nachher sehr brauchbar wird. Dann legt man den Stein in den Wein, der nicht von woanders her, sondern von sich aus Kräfte besitzt. So ergießt der Topas die Kräfte, die er vom Maulbeerwein an sich gerissen hat, und jene, die er von Natur aus besitzt, in den Wein.«

Allerdings wird im weiteren gerade hier aus dem Maulbeerwein die Speise mit Fett hergestellt! Welche Handschrift hat recht? Eine kürzlich neu entdeckte, aber noch nicht veröffentlichte italienische Handschrift wird da vielleicht Klarheit verschaffen, weil wir ja keine Urschrift besitzen. So lange werden wir mit der Anwendung warten müssen.

Hartnäckige Eiterungen stellen sich auch bei Leukämie ein, die ebenfalls mit einem Milzleiden in Verbindung steht. Der Einsatz dieses Mittels würde sich sicher lohnen, wenn jene Unklarheit beseitigt wäre. Das Herstellungsverfahren dieses Maulbeerweines erinnert stark an das später von den Alchemisten benützte Verfahren der Zirkulatorien: Die aufsteigenden Dämpfe werden durch einen sich weitenden Hals als Kondensat wieder zurück in das gläserne Grundgefäß geleitet. In diesen Hals könnte der Topas als Kondensationsbeschleuniger gelegt werden.

Anhang

Einige wenige bekannte Edelsteine wird der Leser bei Hildegard vermissen: Granat, Korallen, Lapislazuli, Opal, Türkis, Turmalin. Dafür erwähnt der Text Steine, die nicht zu den Edelsteinen gehören: Alabaster, Kalk, Magneteisen, Perlen. Diese finden sich in allen vier Handschriften. Daneben weist die *Brüsseler Handschrift* noch einige Steine auf, die sicher nachträglich von einem Abschreiber angefügt wurden. Wir haben sie weggelassen.

Alabaster

Als Alabaster bezeichnet man den feinkörnigen, durchscheinenden Gips (Kalziumsulfat). Man hat früher daraus Salbengefäße und Figürchen hergestellt. Bei Hildegard steht:

>»Alabaster hat weder rechte Wärme noch rechte Kälte in sich, sondern ist lau und steht zwischen beiden. In ihm wird fast keine Heilkraft gefunden.« (PL 1265 B)

Warum wird er bei Hildegard überhaupt erwähnt? Vielleicht werden spätere Theoretiker aus dem uns unverständlichen Begriff »Lauheit« noch irgendwelche Schlüsse für die Wirkungsweise der Edelsteine ziehen können.

Kalk

Kalkstein, Kalziumkarbonat, bildet die hohen Kalkgebirge der Erde und ist eines der verbreitetsten Minerale. Seine edelsteinartigen, schönen Kristalle (Kalzit) und seine kristalline Form, Marmor, meint Hildegard hier nicht, wenn sie schreibt:

> »Der Kalkstein, aus welchem gebrannter Kalk (creta) hergestellt wird, wenn man ihn brennt, ist warm, weshalb auch der gebrannte Kalk warm ist. Wenn man den Kalkstein durch Feuerhitze zu einem Pulver macht, wird er kräftiger und verklebt durch sein Feuer Erde und Sand.« (PL 1265 B)

Aus dem gebrannten Kalk macht man mit Wasser und Sand den kompakten Mörtel. Subtile Heilkräfte hat der Kalk nicht:

> »Würde ein Mensch oder ein Vieh Kalkstein einnehmen (essen), würde die Stärke seiner Wärme den Esser zersetzen und krank machen.« (PL 1265 B)

Im Edelsteinbuch folgt noch ein Text, der wörtlich auch im medizinischen Lehrbuch *Ursachen und Behandlung* enthalten ist. Das Wort *creta*, das darin vorkommt, ist nur im Anschluß an den vorgenannten Steinbuchtext verständlich:

»Wenn den Menschen an einer Stelle der Wurm
nagt, dann nehme er gebrannten Kalk und doppelt
so viel (gepulverte) Kreide. Daraus mache er mit
(Wein-)Essig oder (essigsauern) Wein eine Art
dünnen Zement und streiche diesen mit einer
Feder auf die Stelle, welche unter dem Wurm leidet.
Das soll er alle Tage machen bis zum vierten (fünften?) Tag. Hernach nehme er Aloe und ein Drittel
davon Myrrhe und verreibe es gemeinsam (zu Pulver). Daraus mache er mit frischem Wachs ein
Pflaster und lege ein Hanftuch darüber. Damit
binde er zwölf Tage lang die erkrankte Stelle ein.
Denn der gebrannte Kalk ist warm, die Kreide kalt,
und so tötet die Kalkwärme samt Kreidekälte,
durch Wärme und Schärfe des Essig ausgeglichen,
die Würmer. Die Aloewärme, verstärkt durch die
Myrrhewärme, zieht die Fäulnis dieses Geschwü-
res heraus und heilt die Stelle.« (PL 1266 A; CC
217,4 ff.)

Wir wissen, daß mit »Würmer« Infektionskeime
(Bazillen, Kokken) gemeint sind. Die Verwendung
von Hanf als Verbandmittel ist wesentlich, weil Leinen und anderes Gewebe auf die Haut andersartig
wirken. Zweifelsohne handelt es sich um hautnahe
Eiterherde, Abszesse, Furunkel, Karbunkel, und das
Pflaster-Prinzip entspricht unseren »Zugpflastern«.

Magneteisenstein

Eigentlich bräuchten wir ihn gar nicht zu erwähnen,
weil die einzige medizinische Anwendung gerade in

der guten *Wolfenbütteler Handschrift* fehlt. Auch was sonst über den Magnetstein geschrieben steht, klingt reichlich fantastisch und läßt sich nicht einmal mystisch deuten. Der Text geht in dieser Form sicher nicht auf ein Hildegarddiktat zurück und paßt gar nicht in den sachlichen Ton des Edelsteinbuches.

Perlen

Die Perlen zählen zu den Juwelen. Als Schmuck und Gleichnis erwähnt Hildegard die Perlen oft in ihren anderen Büchern. Im Edelsteinbuch beschreibt sie nur die Heilwirkungen der (Süßwasser-)Flußperlen. Vor den Meeresperlen warnt sie und kennt von ihnen keine Heilwirkung:

> »... weil sie dem Menschen mehr Krankheit als Gesundheit eintragen. Wenn ein Mensch sie in den Mund nähme, würde er schon davon fast so krank werden, wie wenn er Gift eingenommen hätte.
> Und wenn er sie auf seine Haut legt, so daß sein Fleisch unter ihnen warm wird, zieht er ihr Gift in sich ein und würde davon krank werden und zu leiden haben.« (PL 1265 A)

Ob die Träger von Meeresperlen wirklich mehr krank sind als andere? Sollte das damit gemeint sein, wenn das Volk sagt: »Perlen bedeuten Tränen«? Oder sind unsere Perlenträgerinnen schon so »krank«, daß sie die Perlenwirkung gar nicht mehr merken? Hildegard beschreibt die Art der Erkrankung nicht näher, und Vergiftungen gibt es vielerlei. Jedenfalls steht der

149

Hildegardtext in starkem Gegensatz zur mittelalterlichen Praxis, Perlen gepulvert als Heilmittel zu verwenden.

Ganz anders die Flußperlen. Sie führen bei Hildegard den schönen griechischen Namen Margariten:

»Es gibt Flußwässer, die salzig sind. Von ihnen wachsen die Margariten. Denn durch seine Salzigkeit sinkt das Fettige (Organische?) dieser Flüsse in den Sand (hinab), so daß die Wasser darüber gereinigt werden und sich das Fettige samt seinem Salzigen zu Margariten zusammenballt. Die Margariten selbst sind rein.

Solche Perlen also nimm und leg sie ins Wasser, und der ganze Schlier und Schleim in diesem Wasser sammelt sich um die Perlen, und das Wasser darüber wird gereinigt und gesäubert.

Wenn ein Mensch Fieber hat, trinke er oft das darüber stehende Wasser, und es geht ihm besser.

Wer Kopfweh hat, wärme die Margariten an der Sonne, und so warm lege er sie über seine Schläfen, binde sie mit einem Tuch fest, und er wird geheilt.« (PL 1264 B)

Weil es bei Hildegard wirklich um die Heilmittel und nicht um eine unverbindliche »Naturkunde« geht, schließt sie ihre Edelstein-Medizin so:

»Die übrigen Steine, die in verschiedenen Erden und verschiedenen Gegenden entstanden sind und die verschiedenen Eigenheiten und verschiedenen Farben der Erden angenommen haben, aus denen sie entstehen, taugen für Heilzwecke nicht viel:

150

zum Beispiel Marmor, Sandstein, Kalkstein, Tuff-
stein, Wackenstein und ähnliche. Denn in ihnen ist
zu viel Feuchte und zu wenig Trockenes, so daß
durch rechte Trockenheit die Feuchte nicht ausgeglichen wird. Oder es ist in ihnen zu viel Trockenes, das nicht durch eine rechte Feuchtigkeit befeuchtet wird.« (PL 1266 B)

Unsere Welt hat sich seit den Tagen Hildegards
gewaltig verändert. Wir haben die Edelstein-Medizin
kennengelernt. Nachdem wir ihre Brauchbarkeit und
Nützlichkeit für medizinische Zwecke studiert haben, dürfen wir abschließend auch jene Sätze bringen, die Hildegard an den Anfang ihres Steinbuches
setzen mußte. Vielleicht kennzeichnet nichts besser
den Unterschied zwischen ihrer und unserer Zeit,
daß wir erst dann von Gott und seiner Schöpfung
etwas hören wollen, wenn zuvor unsere materiellen
Sorgen befriedigt wurden.

In ihrer Einleitung schrieb die heilige Hildegard
unter anderem, daß »die wertvollen Steine aus Feuer
und Wasser entstehen und darum Feuriges und
Feuchtes in sich haben und somit viele Kräfte und
viele effektvolle Leistungen hervorbringen, weil man
mit ihnen zahlreiche Operationen durchführen
kann ...« Dann aber kommt sie auf die moralische
Seite der Edelsteine zu reden und stellt überraschen-
derweise fest:

»Man kann aber (mit den Edelsteinen) nur gute
und ehrenhafte und für den Menschen nützliche
Wirkungen erzielen, nicht aber böse Werke der
Verführung, der Unzucht, des Ehebruches, der

Feindschaft, der Mordlust und ähnliches, was lasterhaft und menschenfeindlich ist. Denn die Natur der kostbaren Steine fordert Ehrenhaftigkeit und Nützlichkeit und weist Verkehrtheit und Falschheit der Menschen ab, gleichwie auch Tugendkräfte die Lasterhaftigkeit verdrängen und Lasterhaftigkeit mit Tugend nicht gemeinsame Sache machen kann ...« (PL 1248 D)

Diese Angaben beziehen sich auf die Anwendungsmöglichkeiten der Edelsteine und nicht auf deren Besitz. Sonst müßten die edelsteinreichsten Fürsten und Könige die tugendhaftesten Menschen gewesen sein. Wir enthalten uns eines Urteils darüber und wollen nur noch kurz von Hildegard hören, wieso die Edelsteine diese Rolle spielen:

»Denn Gott hat den ersten Engel sozusagen mit den wertvollen Steinen dekoriert, in welchen Luzifer die Gottheit wie in einem Spiegel erglänzen sah und woraus er Erkenntnis schöpfte und in welchen er erkannte, daß Gott (noch) viel Wunderbares zu machen vorhatte. Da überhob sich seine Meinung, weil die Herrlichkeit der Edelsteine, die sich an ihm selbst befanden, auch bei Gott glänzte. So vermutete er, daß er selbst ähnliches und noch mehr vollbringen könnte. Darum wurde sein Glanz ausgelöscht. Aber wie Gott den Adam in verbesserter Form wiederherstellte, so wollte ER auch die Schmuck- und Tugend-Wirkung dieser kostbaren Steine nicht untergehen lassen, sondern daß sie auf Erden erhalten blieben, ehrenreich und segensreich und als Heilmittel.« (PL 1249/1250)

Reihenfolge der Edelsteine nach Hildegard, II. Mos.
28,16 und 39,10 (M), Ezechiel 28,13 (E) und Offenb.
Johannes 21,19 (O):

Hildegardische Reihenfolge		M	E	O
	Entstehungszeiten:			
1. Smaragd	(vor) Sonnenaufgang	3	9	4
2. Hyazinth	1. Stunde des Tages (nach Sonnenaufgang)	7	–	11
3. Onyx	Um die 3. Stunde des Tages, etwa um 10.00 Uhr	12	5	–
4. Beryll	Zwischen 3. Stunde und Mittag	–	6	8
5. Sardonyx	Gegen Ende der 6. Stunde, etwa 13.00 Uhr	–	–	5
6. Saphir	Mittagshitze	5	7	2
7. Sarderstein	Am frühen Nachmittag (im Herbst)	1	1	6
8. Topas	Kurz vor der 9. Stunde, etwa um 14.00 Uhr	2	2	9
9. Chrysolith	Nach der Mittagszeit bis in die 9. Stunde, etwa 15.00 Uhr	10	4	7
10. Jaspis	Gegen Sonnenuntergang, nach der 9. Stunde, etwa 18.00 Uhr	6	3	1
11. Prasem	Um die Abendstunde, wenn der Tau schon naht	–	–	–
12. Chalzedon	Nach Sonnenuntergang	–	–	3
13. Chrysopras	Nach Erlöschen der Helligkeit	–	–	10
14. Rubin	Mondfinsternis	4	8	–
15. Amethyst	Sonnenhalo	9	–	12
16. Achat	(Von Sonnenaufgang bis Mittag?)	8	–	–
17. Diamant	In der Mittagsgegend (Süden)	–	–	–
18. Magnetstein		–	–	–
19. Bernstein		–	–	–
20. Bergkristall		–	–	–
21. Flußperlen		–	–	–
22. Perlen		–	–	–
23. Karneol?		11	–	–
24. Alabaster		–	–	–

Die psychosomatische Heilkraft der Edelsteine

Die Edelsteine spielen aufgrund ihres kosmischen Ursprungs eine wichtige »Schlüsselrolle« bei der Heilung des ganzen Menschen, an Körper, Seele und Geist. Hildegard beschreibt im Vorwort die Herkunft der ganzen Edelstein-Herrlichkeit:

> »Ursprünglich hatte Gott den Luzifer, den schönsten Lichtengel, mit Edelsteinen geschmückt. Dieser sah sie im Spiegel der Gottheit glänzen und empfing durch sie sein Wissen und erkannte dadurch, daß Gott viel Wunderbares bewirken wollte.
> In seinem Hochmut wollte er Gott gleich sein. Daher wurde er aus dem Himmel vertrieben. Bei diesem Sturz des Teufels wurde seine Kraft auf die Edelsteine übertragen. Daher werden sie vom Teufel gemieden und er ›erschaudert vor ihnen bei Tag und bei Nacht‹.«

Beim Sündenfall ist der Mensch aus dem Paradies vertrieben, »gestürzt« worden. Bei diesem Sturz (Sünde) wurden der Körper und sein Urplan schwer gestört. Den Menschen ließ Gott aber nicht fallen, sondern wollte ihn durch sein göttliches Erlösungsprinzip wieder aufrichten, wie Hildegard mehrfach erwähnt.

In jeder Krankheit steckt das Prinzip dieses Sturzes (Teufelssturz, Sündenfall), wobei im menschlichen Körper durch die fehlende Tugendkraft ein »Negativstoff« entsteht, der die entsprechenden Krankheitssymptome hervorbringen kann. Nach diesem Prinzip kann Heilung nur dann stattfinden, wenn sich der Kranke dieser Trennung bewußt wird, seine Krankheit annimmt und zu seiner ursprünglichen Ganzheit und Harmonie zurückgeführt wird. Der Heilungsprozeß kann nicht erzwungen werden, da der Kranke reif sein muß, damit Gott seine Erlaubnis für diesen Schritt geben kann. Daher finden wir auch bei manchen Edelsteinen die Heilungseinschränkung »oder Gott will nicht«.

Ähnlich wie in der Kommunion (Eucharistie) Brot und Wein durch die Einsetzungsworte zum (stärksten) Heilmittel werden, kann auch mancher Edelstein durch das Sprechen gebetsartiger Wünsche zum Heilmittel werden. Nach diesem Vorgang werden die Edelsteine auch zum Abwehrmittel gegen satanische Angriffe auf den Menschen. Anwendungen mit Gebeten finden wir beim Chrysopras (vom Teufel besessen), Hyazinth (wahnsinnig durch magische Worte), Saphir (Besessenheit und Liebeszwang) und Magnetstein (Wahnsinn). Edelsteine in Verbindung mit einem Gebet werden auch zur Linderung von Epilepsie (Smaragd) oder Kopfschmerzen (Sarder) eingesetzt. Mit dem Topas-Morgengebet kann man sich den ganzen Tag das Böse vom Leibe halten.

Nach den Erkenntnissen der relativen Quantenphysik hat Strahlung (Energie) und Materie eine Doppelnatur. Danach ist auch den Edelsteinen eine Strahlennatur einzuräumen. Der Schweizer Biophysiker

Walter Stark hat gefunden, daß die elektromagnetische Strahlung der Edelsteine im Frequenzbereich der Schwingungen natürlicher Körperzellen liegt und vom Typ der Biofrequenzen ist, so daß die Edelsteine regulierend auf den gesamten Organismus einwirken können. Die gesunde Zelle braucht für ihre Lebensfunktion eine ganz bestimmte Strahlung. Im Krankheitsfall schwingt die Zelle nicht mehr normal, wobei das Potential bis auf Null zurückgehen kann. Auch eine zu stark aufgezwungene Schwingung (krankmachende Strahlung, zum Beispiel Erdstrahlen) kann die Zellen aus ihrem natürlichen Takt bringen. Der Edelstein bewirkt offenbar eine Aufladung geschwächter Körperzellen zu ihrer ursprünglichen Strahlung.

Außer Glanz und Farbe besitzen die Edelsteine eine für sie charakteristische Ausstrahlungskraft (Subtilität), die auf den Menschen übertragen werden kann. Auf diesem Prinzip beruht die Heilkraft der Edelsteine. Darüberhinaus verbirgt sich in jedem Edelstein die Kraft der Dreifaltigkeit. Drei Kräfte sind im Stein: die frische Lebenskraft, die greifbare Form und das rötliche Feuer. Die frische Lebenskraft symbolisiert den lebendigen Gott, dessen Kraft kein Ende und keine Änderung haben wird. Die greifbare Form bezeichnet den Sohn, der betastet und umfangen werden kann. Das rötliche Feuer (Glanz und Farbe) deutet auf den Heiligen Geist, der die Herzen entzündet und die Finsternis des Unglaubens vertreibt (PL 451).

Es ist daher verständlich, daß den Edelsteinen eine große Wirkung eingeräumt werden muß, da meist beim Auflegen der Steine diese Kraft den Menschen durchdringt und seine Ausstrahlungskräfte anregen. Bemerkenswerterweise gehören auch viele Engel dem gleichen »Wellenspektrum« an, um ihre Schutzfunktion auszuüben. Hildegard beschreibt in ihrem »Scivias«, daß fünf Engelschöre den fünf Sinnesorganen des Menschen zugeordnet sind. Edelsteine sind wie diese himmlischen Geister Informationsträger, die ihre Botschaft auf die fünf Sinnesorgane übertragen können. So ist auch verständlich, daß die Hauptanwendungsgebiete der Edelsteine im Bereich der fünf Sinnesorgane liegen. Diese sind ausgesprochen stark störanfällig durch atmosphärische und kosmische Einflüsse (Föhn, Kaltwetterfronten, Wetterwechsel), die für Angina pectoris-Anfälle, Kopfschmerzen oder Sinnesverwirrungen verantwortlich gemacht werden. Aber auch Nervenkrankheiten, Schizophrenie, Psychosen, Neurosen, Depressionen und Epilepsie können von atmosphärischen Störungen (oder auch durch satanische Angriffe) verursacht werden. Die Edelsteine können in diesen Bereichen ihre Heilkräfte entfalten.

In ihrem psychotherapeutischen Buch *Liber vitae meritorum* beschreibt Hildegard die Licht- und Schattenseiten des Menschen (siehe Tabelle). 35 Konfliktmöglichkeiten können die menschliche Existenz bedrohen und im Unterbewußtsein ihr Unwesen treiben. Diesen Zerstörungskräften ist ein Heer von Gotteskräften (Tugenden) entgegengestellt, die dem Menschen helfen, seine seelischen Abwehrkräfte zu mobilisieren. Durch das Fehlen dieser Kräfte kann sich die menschliche Ganzheit nicht entfalten, weil durch den Mangel die Lebenskraft leidet und dadurch Krankheiten ausgelöst werden können.

»Liber vitae meritorum«

Tabelle der Tugenden und der Laster

krankmachende Kräfte	heilende Kräfte
1. Amor saeculi (Weltliebe)	Amor caelestis (heilige, himmlische Liebe)
2. Petulantia (Ausgelassenheit)	Disciplina (Zucht)
3. Joculatrix (Gaukelei)	Verecundia (Schamhaftigkeit)
4. Obduratio (Unbarmherzigkeit)	Misericordia (Barmherzigkeit)
5. Ignavia (Feigheit, Resignation)	Divina victoria (göttliche Sieghaftigkeit)
6. Ira (Zorn, Kriminalität)	Patientia (Geduld)
7. Inepta laetitia (unangebrachte Lustigkeit)	Gemitus ad Deum (Seufzen zu Gott)
8. Ingluvies ventri (Schlemmerei)	Abstinentia (Enthaltsamkeit, Abstinenz)
9. Acerbitas (Verbitterung)	Vera Largitas (Freigebigkeit, Hochherzigkeit)
10. Impietas (Unfähigkeit zu Bitten)	Pietas (Hingabe)
11. Fallacitas (Lüge)	Veritas (Wahrheit)
12. Contentio (Streitsucht)	Pax (Friede, Zufriedenheit)
13. Infelicitas (Unglückseligkeit)	Beatitudo (Glückseligkeit)
14. Immoderatio (Maßlosigkeit, Anarchie)	Discretio (das rechte Maß)
15. Perditio animarum (Atheismus)	Salvatio animarum (Seelenheil)

16.	Superbia (Hochmut, Egozentrik)	Humilitas (Demut)
17.	Invidia (Neid)	Charitas (Nächstenliebe)
18.	Inanis gloria (Ruhmsucht, Stolz)	Timor Domini (Gottesfurcht)
19.	Inobedientia (Ungehorsam)	Obedientia (Gehorsam)
20.	Infidelitas (Unglaube)	Fides (Glaube)
21.	Desperatio (Verzweiflung)	Spes (Hoffnung)
22.	Luxuria (Wollust, Unzucht)	Castitas (Keuschheit)
23.	Injustitia (Ungerechtigkeit)	Justitia (Gerechtigkeit)
24.	Torpor (Bequemlichkeit)	Fortitudo (Tapferkeit, Stärke)
25.	Oblivio (Gottvergessenheit)	Sanctitas (Heiligkeit)
26.	Inconstantia (Unbeständigkeit)	Constantia (Beständigkeit, Beharrlichkeit)
27.	Cura terrenorum (Sorge für das Irdische)	Caeleste desiderium (Sehnsucht nach Himmlischem)
28.	Obstinatio (Hartherzigkeit)	Compunctio cordis (Herzklopfen, Reue)
29.	Cupiditas (Habsucht)	Contemptus mundi (Weltverachtung)
30.	Discordia (Zwietracht)	Concordia (Eintracht)
31.	Scurrilitas (Neugier)	Reverentia (Ehrfurcht)
32.	Vagatio (Umherschweifen)	Stabilitas (Beständigkeit)
33.	Maleficium (Magie, Zauberei)	Cultus Dei (Gottes Dienst, Gottesverehrung)
34.	Avaritia (Geiz, Besitzgier)	Sufficientia (Genügsamkeit, wahre Zufriedenheit)
35.	Tristitia saeculi (Weltschmerz)	Coeleste gaudium (Himmlische Freude)

In der ersten Gruppe beschreibt Hildegard die Entwicklung der fünf Sinnesorgane, die zu den Urkräften des Menschen gehören. Der Reichtum der Sinne verleiht dem menschlichen Leben Glanz, Freude und Lebenslust:

Farbe und Symbol für das Auge,
Ton und Klang für das Ohr,
Duft und Gerüche für die Nase,
Schmecken und Sprechen für die Zunge,
Tasten und Bewegung mit der Haut.

Stehen die rein sinnlichen Genüsse aber im Mittelpunkt des Lebens, kann der Mensch in ihre Abhängigkeit geraten, wobei sie ihn »verführen und verschlingen«. Eine Befreiung von diesen Zwängen gelingt bei Hildegard im Verzicht, zum Beispiel beim Fasten.

Die Welt der Augen ist der Schauplatz der Weltliebe oder der heiligen, himmlischen Liebe. Die Augen können unter den Folgen der Weltliebe leiden und zu einer falschen Weltanschauung führen (verliebt in die »Welt«). Es gibt eine ganze Reihe von Edelsteinen mit einer Heilwirkung für die Augen: Bergkristall (besseres Sehen), Hyazinth (hellt die Augen auf, macht sie gesund), Saphir (sie werden geheilt und ganz klar) und der Topas-Wein (macht die Augen klar wie das beste Augenmittel).

Auf dem zweiten Platz kämpft die Ausgelassenheit mit der Disziplin, worunter das Gehör leiden kann. Durch Lärm, auch durch »Kadavergehorsam« beim Anschreien oder Herumkommandieren kann das Gehör, (die Disziplin) betroffen sein. Hier sind folgende Edelsteine einzusetzen: die Jaspis-Ohrolive beseitigt krankmachende Säfte (Mittelohr-Katarrh),

Sarder (das Gehör wird wieder hergestellt) sowie der Sardonyx, der auf alle fünf Sinnesorgane und somit auch auf das Gehör einwirkt und den Menschen von Zorn, Dummheit und Zuchtlosigkeit befreien kann.

Das Kräftespiel Nummer drei (Gaukelei gegen Schamhaftigkeit) benützen den Geruchsinn der Nase als Kampfplatz. Hier sorgt der Jaspis-Nasenstein dafür, daß die »Verschnupfung« im seelischen und körperlichen Bereich (Nebenhöhlen, Heuschnupfen und andere Gebrechen der Nase) kunstgerecht aufgelöst werden kann (»die Nase voll haben«).

An vierter Stelle kämpf die Unbarmherzigkeit gegen die Barmherzigkeit, worunter die Zunge betroffen ist (»eine spitze Zunge«) und der Geschmacksinn und die Sprache leiden können. Der Achat macht den Menschen geschickt, feinfühlig und klug im Gespräch. Die Chalzedonkraft verleiht den Menschen Redegewandtheit; der Diamant erweicht die Härte menschlicher Gesinnung und hilft gegen »Sprachlosigkeit« aus Bosheit. Die Hartherzigkeit kann zur inneren Verhärtung führen (Arteriosklerose, Gallen- und Nierenstein). Bei diesen Krankheiten helfen der Jaspis, der die kalten, falschen Säfte beseitigt und zur Ruhe bringt und das Diamantwasser bei Schlaganfall, wobei die Vergichtung weicht, »auch wenn sie so stark ist, daß seine Gelenkglieder zu zerbrechen drohen!«.

Die fünfte Gegenkraft heißt Feigheit, die sich aus der Unbarmherzigkeit wie eine Eiterbeule entwickelt und nicht mehr an den (Gottes)Sieg glauben will. Hinter dieser Zerstörungskraft verbirgt sich die Resignation, die man oft in Zusammenhang mit chronischen Hauterkrankungen beobachtet. Bei Hauterkrankungen werden von Hildegard folgende Edelsteine empfohlen: Amethyst (Bluterguß, frische Geschwulst), Hyazinth (fieberhafte Hautausschläge, wie sie bei Hautallergien auftreten können), Prasem (Fieber mit Hautekzem).

Bisher haben wir fünf; jetzt kommen noch zwei weitere Funktionspaare (Kräfte und Gegenkräfte) des Ur-Menschen.

Eine sechste Zerstörungskraft ist der Zorn (Ungeduld). Sie geht über den Rahmen der fünf Sinne hinaus. Ihre Gegenkraft ist die Geduld (patientia), wobei der Geist der patientia einen Wesenszug des Christseins darstellt, exemplarisch vorgelebt durch Christus in seiner Geduld bis in den Tod. Hildegard beschreibt in ihrem Buch *Ursachen und Behandlung der Krankheiten*, wie der Zorn aus der Trauer entsteht:

»Wenn die Seele des Menschen fühlt, daß ihr und dem Leib etwas Widerwärtiges zustößt, zieht sie das Herz, die Leber und die Gefäße zusammen. Dabei entsteht um das Herz ein Nebel (ein Gas) und hüllt das Herz in Dunkelheit. Auf diese Weise wird der Mensch traurig. Nach der Traurigkeit aber erhebt sich der Zorn. Wenn der Mensch inzwischen darüber nachgedacht hat, gehört oder gesehen hat, woher seine Traurigkeit kommt, dann trübt der gleiche Nebel alle Säfte um die Galle herum und regt die Galle auf, und so erhebt sich aus der Bitternis der Galle stillschweigend der Zorn.«

Hildegard gibt zwei Möglichkeiten an, diese Gift- und Gallestoffe zu neutralisieren. Zunächst den »gelöschten Wein« und die anderen Nervenmittel (siehe das Buch *So heilt Gott*); darüberhinaus den Chalzedon, der wieder zur Geduldigkeit führt. Welche Farbe

162

würde Sie der Geduld geben? Sicher nicht das aggressive Rot … Oder das Gelb des Neides … Nein, das sanfte Blau des Chalzedons, symbolisiert in der Engelsgeduld.

»Auf die Haut gelegt soll er möglichst über eine Ader des Körpers zu liegen kommen. Jene Ader und damit das Blut nehmen Wärme und innewohnende Kraft dieses Steines an und übertragen dessen Kräfte in die anderen Adern und ins übrige Blut. Auf diese Weise wendet jener Stein Krankheiten vom Menschen ab und verleiht ihm eine starke Einstellung gegen den Jähzorn, wodurch sein Verhalten so friedfertig wird, daß sich kaum jemand finden dürfte, der ihn beleidigen oder zu Zorn verleiten könnte.«

Wir haben daher Armbänder und Halsketten aus dem Chalzedon anfertigen lassen, damit sie mit Sicherheit auf den Gefäßen zu liegen kommen.

Die zweite über die fünf Sinne hinausragende Grundhaltung (zu optimistisch) vergißt auf die »Nachfolge«, das heißt an die Hilfe Jesu zu appelieren!

Die siebente Schattenkraft ist die unangebrachte Lustigkeit, die durch Seufzen zu Gott in Schranken gehalten werden kann. Das Hauf'sche Märchen *Kalif Storch* kennt die »unangebrachte Lustigkeit«. Beim Lachen vergaß der Kalif, was er sich hätte merken sollen. Das übermäßige Lachen als Krankheitsfaktor kann mit dem Hyazinth gestoppt werden:

»Wenn ein Mensch von schwerem Lachen erschüttert wird und in einem fort lachen möchte und sich vor Lachen nicht mehr halten kann, stecke ihm

einen Hyazinth in den Mund und der Lachzwang
vergeht.«

Soviel von den sieben Grundhaltungen aller Menschen. Eine zweite Großgruppe von acht Lastern und
Tugenden beschreibt die Eigenschaften, die im
Zusammenleben der Menschen mit Christus eine
Rolle spielen: Essen und Trinken, Largitas (Freigebig-
keit), gegenseitige Hilfe, Wahrheitsliebe, Friedfertig-
keit, und das wahre Leben aus Gott, das (glück)selige
Leben, sowie Ordnungssinn (Autoritäts-Anerken-
nung) und Führung (Verführung).

In der Schlemmerei steckt ein Konfliktstoff, der
durch die Enthaltsamkeit (Abstinenz), durch das richtige Maß im Essen und Trinken in Schranken gehalten wird. Bei allen derartigen Übertretungen besteht
die Suchtgefahr: Rauchen, Alkohol, Drogen, Arznei-
mittelmißbrauch. Hier kann der Diamant als (Appe-
tit)Zügler angewendet werden.

Die Lüge gegen die Wahrheit tritt als elfte Kraft auf.
Auch hier hilft der Diamant.

»Wenn ein Mensch fanatisch, lügnerisch und jähzornig ist, behalte den Diamant im Mund, und
solche Übel werden abgewendet.«

Aus der Lüge folgt die Streitsucht und verleitet den
Menschen zum Zank. Aggressionen können durch
eine Beryll- oder Aquamarin-Kette abgebaut werden:

»Wer einen Beryll immer bei sich hat, streitet nicht
leicht mit anderen Menschen und bleibt friedlich.«

13 ist die »Glückszahl«, denn hier geht es um die
Frage, wie man glücklich werden kann. Auf diesem

Platz streitet die Glückseligkeit mit der Unglückselig-
keit, die vom Leben nichts als Tränen, Schmerz und
Verderben erwartet. Ihr antwortet die Seligkeit mit
der Kraft des positiven Denkens.

»Du forderst ja nichts von Gott, daher bekommst
du auch nichts. Du hast kein Vertrauen, daher
bekommst du auch nicht seine Hilfe. Du bist geradezu süchtig auf deine Qualen, daher stößt dir auch
immer nur das Schlimmste zu. Ich aber rufe laut zu
Gott und bekomme seine Hilfe.«

Immer wieder haben die Menschen Jesus gefragt,
wie sie froh und glücklich werden können, und er hat
ihnen bei der Bergpredigt das Geheimnis des wahren
Glücks verraten (Bergpredigt Matth. 5,3–12):

1. Glücklich, die aus Liebe zu Gott arm sind, denn
   ihnen gehört das Himmelreich.
2. Glücklich, die da Leid tragen, denn sie sollen getrö-
   stet werden.
3. Glücklich, die keine Gewalt anwenden, denn sie
   werden das Erdreich erben.
4. Glücklich, die da hungern und dürsten nach der
   Gerechtigkeit, denn sie sollen satt werden.
5. Glücklich sind die Barmherzigen, denn sie sollen
   Erbarmen finden.
6. Glücklich sind die reinen Herzens sind, denn sie
   werden Gott schauen.
7. Glücklich, die Frieden stiften, denn sie werden
   Gottes Kinder heißen.
8. Glücklich sind, die um der Gerechtigkeit willen
   verfolgt werden, denn ihnen gehört das Himmelreich.

Glücklich seid ihr, wenn euch die Menschen um meinetwillen beschimpfen und verfolgen und allerlei Übles gegen euch reden. Seid fröhlich und getrost, es wird euch im Himmel wohl belohnt werden.

Diese acht Glückseligkeiten sind auch das Thema der später genannten nachchristlichen Kräftespiele der vierten Großgruppe. Diesen stehen die acht Unglückseligkeiten gegenüber, das heißt die unseligen Traurigkeiten. Ist die Traurigkeit »weg«, dann auch die Neigung zur »Unseligkeit«.

Der Onyx hilft gegen die unselige Traurigkeit.

»Schau den Onyx aufmerksam an und lege ihn in deinen Mund und deine Traurigkeit wird weichen.«

Auch der Amethyst hilft bei Traurigkeit, die durch den schlechten Umgang, oder die Begegnung mit bösen Menschen ausgelöst sein kann. Durch die Amethyst-Ausstrahlung fliehen »Schlangen und Nattern und meiden den Ort, wo sie ihn wahrnehmen«.

In der dritten Gruppe findet die unmittelbare Begegnung mit dem Heiligen statt, mit dem »Numinösen«, wie Graf Dürckheim es nennt. Wir kommen hier in die unmittelbare Nähe Gottes, da der Mensch durch die ihm innewohnende Sexualität an der Schöpfungskraft teilnehmen kann. Es handelt sich hierbei um die Lebenskraft, die im engen Zusammenhang mit der Sexualität steht. Durch die Abnahme der Sexualhormon-Produktion beginnt die Alterung im Menschen. Eine sinnlose Verschwendung der Sexualität führt zum vorzeitigen Altern. Sie soll unter Kontrolle gehalten werden und nicht durch luxuriöses Essen und Trinken angestachelt werden.

Wir haben in *Küchengeheimnisse der Hildegardmedizin* darauf hingewiesen, wie zum Beispiel durch das hormongesättigte Schweinefleisch oder durch den übertriebenen Genuß von Bohnenkaffee eine Überstimulation der Sexualität erfolgen muß.

Die »Biographie« des Menschen beginnt nach Hildegard mit dem Zeitpunkt der Empfängnis. Hier unterscheidet sich die Hildegard-Heilkunde von der Astrologie, wo die Menschwerdung, Menschenprägung erst bei der Geburt einsetzen soll.

Im Volksmund heißt es »Bei schlechtem Wetter zählen die Reichen ihr Geld und die Armen bekommen Kinder.« Aber lesen wir bei Hildegard, was für Menschen dabei entstehen:

>»Andere Menschen gibt es, die bei nebligem und feuchtem Wetter empfangen werden und deshalb auch ständig unter üblem Mundgeruch, Körperschweiß und schlechten Säften leiden.«

Die Folge davon können Kopfschmerzen, Müdigkeit und Heiserkeit sein. Besser ist da schon die warme Frühlings-Vollmond-Nacht:

>»Einige Menschen, die bei Vollmond bei mildem Wetter empfangen werden, sind gesund, aber gierig auf Speisen … Wenn es ein Knabe ist, wird er in Ehren und Glück leben und tüchtig sein in allen Werken, die er anfängt. Er ist gesund, wird aber nicht lange leben. Wenn es eine Frau ist, wird sie von jedermann gelobt werden, aufgeschlossen für Neuheiten sein und von jedermann geehrt, solange sie Gott die Ehre gibt. Sie wird leicht krank, aber auch bald wieder gesund, aber nicht lange leben.«

Es liegt also in der Verantwortung der Frau für die Empfängnis das günstige Klima und den richtigen Zeitpunkt zu wählen.

Die Keuschheit führt mit der Unzucht (sexuelles Fehlverhalten) ein Streitgespräch:

»Libera sum! Ich bin frei! Ich bin eine Befreite!« (Sciv. III/8) Wer denkt da nicht an das Jesuswort »Wer die Sünde tut, ist der Knecht der Sünde!« (Joh. 8,34).

»Ich sitze in der Sonne und schaue auf den König der Könige. Aus Liebe zu Gott verzichte ich freiwillig gerne auf das lasterhafte Leben. Ich besitze in der Harmonie des frohen Lebens bereits die Freuden der Redlichkeit und Schamhaftigkeit. Das fröhliche Leben, das in mir herrscht, wird nicht durch den Schmutz der Unzucht gestört oder besudelt.«

»Wer von Sinnlichkeit erhitzt wird, habe immer einen Hyazinthen bei sich, und die Liebesglut in ihm erlischt.«

Gegen »Liebeszwang« ist auch der Saphir-Wein wirksam. Bei unerwünschter, belastender Sinnlichkeit wird auch der Sardonyx empfohlen.

In der vierten Gruppe kämpft auf Platz 28 die Hartherzigkeit gegen die Zerknirschung des Herzens (compunctio cordis). Menschen, die sich ausschließlich um irdische Interessen sorgen, verfallen der Herzenshärte, die zur Arterienverkalkung (Arteriosklerose, Koronarsklerose) oder zu Steinbildung führen können Darauf reagiert der Mensch mit Herzklopfen, die ihn auch nachts aufwachen lassen können. Mit dem Jaspis-Stein werden das Herzklopfen und die

Herzrhythmusstörungen beeinflußt. Wir nennen ihn daher auch »unseren Herzschrittmacher«.

Hildegard hat fünfunddreißig Herzmittel – eines gegen jedes Laster oder für jede Tugend – sowie zusätzlich vier weitere »steinerne« Herzmittel. Der Smaragd ist gegen den gastrokardialen Herzschmerz (Roemheld-Syndrom). Der sonnengewärmte Bergkristall ist für die von der Schilddrüse ausgelösten Herz-Magen-Darm-Leiden zuständig. Das streßüberlastete Herz kann durch den in Olivenöl getauchten Chrysolith zu Leistungsfähigkeit und Ausdauer gestärkt werden. Eine Onyx-Wein-Kraftbrühe hilft bei Herzschmerzen, die über die ganze linke Brustseite ausstrahlen (Angina pectoris, Herzinfarkt).

Seit 1100 (nach Hildegard) hat das Ende der Zeiten begonnen. Die Zeit wird »alt«. In der Endzeit wirken nacheinander fünf noch stärkere Vernichtungsmächte (Laster) auf den Menschen ein. Den fünf Urlastern entsprechen fünf Endlaster: die Ehrfurchtslosigkeit; das Herumzigeunern (Vagabundieren); die Magie (Zauberei) und die Besitzgier (der Geiz) bedrohen die Seele des Menschen. Ob diese fragwürdigen »Wünsche« in Erfüllung gehen oder nicht, der Mensch verfällt schließlich in Traurigkeit, die tristesse, dem Weltschmerz, wobei die himmlische Freude (Lebensfreude) erlischt. Gott läßt aber seine Schöpfung nicht zerstören und den unzerstörbaren Kern in jedem Menschen nicht verloren gehen, »solange die Sehnsucht nach dem Guten, nach dem Himmlischen, nach Gott im Menschen lebendig ist«.

Literaturhinweise

Edelstein-Literatur

(1) Brusius, Hedwig: *Edelsteine bringen Glück*. Ariston Verlag, Genf 1975.
(2) Fühner, Hermann: *Litho-Therapie. Historische Studie*. Haug Verlag, Ulm.
(3) Kouřimsky, Jiři: *Welt der Mineralien in Farbe*. Bertelsmann Lexikon Verlag, Prag 1977.
(4) Lüschen, Hans: *Die Namen der Steine*. Ott Verlag, Thun 1979.
(5) Schupp, Kurt: *Handbuch für Juweliere*. Ernst Kessler, Idar-Oberstein 1954.
(6) Stotz, Jo: *Kristalle, Edelsteine, Metalle*. Haldenhof Verlag, Heilbronn 1951.
(7) Strunz, Hugo: *Die Mineralogie bei Albertus Magnus*. Acta Albertina (Regensburger Naturwissenschaften). Bd. 20, 1951/52, S. 19–39.

Hildegard-Literatur

Basel: siehe Portmann: Heilmittel
CC: *Causae et Curae*. Teubner Verlag, Leipzig 1903.
Riethe, Peter: *Das Buch von den Steinen*. Otto Müller Verlag, Salzburg 1979.

170

Portmann, M. L.: *Heilmittel. Deutsche Physica-Ausgabe*. Basler Hildegard-Gesellschaft, Basel 1982/1984.

Hertzka, Gottfried: *Kleine Hildegard-Apotheke*. Bund der Freunde Hildegards, St. Georgen im Attergau 1983.

Hertzka, Gottfried/Strehlow, Wighard: *Küchengeheimnisse der Hildegard-Medizin*. Verlag Hermann Bauer, Freiburg im Breisgau 1984.

Hertzka, Gottfried: *Wunder der Hildegardmedizin*. Christiana Verlag, Stein am Rhein 1979.

Hertzka, Gottfried: *So heilt Gott*. Christiana Verlag, Stein am Rhein 1970.

PL: *Physica, Patrologia Latina*. Migne Bd. CXCVII, Paris 1855.

Schulz, H.: *Ursachen und Behandlung*. Verlag Ärztliche Rundschau, München 1933.

Allgemeine Literatur

Mitzka, W.: *Etymologisches Wörterbuch* (Kluge). Verlag Walter de Gruyter, Berlin 1967.

Pschyrembel, Willibald: *Klinisches Wörterbuch*. 255. Aufl., Verlag Walter de Gruyter, Berlin 1986.

Bezugsquellen, Praxen, Vereine

Deutschland: Prana-Haus, Kronenstraße 2, Postfach 167, D-7800 Freiburg i. Br.; Telefon 07 61/70 82-0

Jura-Chema, Gollwitzer KG, Nestgasse 2, D-7750 Konstanz; Telefon 0 75 31/3 14 87.

Gudula Mehl, Schleiferstüble, Wessenbergstraße 31, D-7750 Konstanz; Telefon 0 75 31/2 28 13.

Dietlinde van der Zalm, Häuserhof, D-5409 Laurenburg; Telefon 0 64 39/10 69.

Schweiz: Hildegard-Vertriebs AG, Aeschenvorstadt 24, CH-4010 Basel; Telefon 061/23 24 79.

Österreich: Bund der Freunde Hildegards, Weinbergweg, A-4880 St. Georgen im Attergau.

Dr. Wighard Strehlow, Hildegard-Praxis, St.-Gebhard-Platz 2, 7750 Konstanz; Telefon 07531/64477.

Regina Huber, Heilpraxis, Friesenstraße 24, 8900 Augsburg; Telefon 0821/727352.

Sanatorium St. Georgenhof, A-4880 St. Georgen im Attergau.

Bund der Freunde Hildegards, Weinbergweg, A-4880 St. Georgen im Attergau.

Internationale Gesellschaft Hildegard von Bingen, CH-6390 Engelberg.

Region Ostschweiz: Jean Egli, Einfangstraße 16, CH-8580 Amriswil; Telefon 071/673035.

172

Register

174

178